À propos des NCCN Guidelines for Patients®

National Comprehensive Cancer Network®

Saviez-vous que les meilleurs centres de lutte contre le cancer des États-Unis travaillent ensemble pour améliorer la prise en charge du cancer ? Cette alliance de centres de lutte contre le cancer de premier plan s'appelle le National Comprehensive Cancer Network® (NCCN®).

Les soins anticancéreux sont en constante évolution. Le NCCN élabore des recommandations en matière de prise en charge du cancer fondées sur des données probantes et utilisées par les professionnels de santé du monde entier. Ces recommandations fréquemment mises à jour constituent les NCCN Clinical Practice Guidelines in Oncology (NCCN Guidelines®). Les NCCN Guidelines for Patients expliquent clairement ces recommandations de spécialistes pour les personnes atteintes d'un cancer et les aidants.

Ces NCCN Guidelines for Patients sont basées sur les NCCN Clinical Practice Guidelines in Oncology (NCCN Guidelines®) consacrées au cancer du poumon non à petites cellules, version 7.2024 — 26 juin 2024.

Consulter gratuitement en ligne les NCCN Guidelines for Patients
NCCN.org/patientguidelines

Trouver un centre de lutte contre le cancer du NCCN près de chez vous
NCCN.org/cancercenters

Retrouvez-nous sur les réseaux

Soutiens

Les NCCN Guidelines for Patients sont financées par la

NCCN Foundation®

La NCCN Foundation tient à exprimer sa reconnaissance aux entreprises suivantes, qui ont contribué à la mise à disposition de ces NCCN Guidelines for Patients : AstraZeneca ; Boehringer Ingelheim Pharmaceuticals, Inc. ; Bristol Myers Squibb ; Exact Sciences ; Janssen Biotech, Inc. ; Regeneron Pharmaceuticals, Inc. et Sanofi Genzyme.

Le NCCN adapte, met à jour et héberge de manière indépendante les NCCN Guidelines for Patients. Les entreprises qui nous soutiennent ne participent pas à l'élaboration des NCCN Guidelines for Patients et ne sont pas responsables du contenu ni des recommandations qui y figurent.

Pour faire un don ou en savoir plus, consultez le site en ligne ou envoyez un e-mail à l'adresse suivante :

NCCNFoundation.org/donate

PatientGuidelines@NCCN.org

Table des matières

La NCCN Foundation vise à soutenir les millions de patients touchés par un diagnostic de cancer ainsi que leurs proches, en finançant et en distribuant les NCCN Guidelines for Patients. La NCCN Foundation s'engage également à faire progresser les traitements contre le cancer en finançant les médecins prometteurs américains, qui sont au cœur de l'innovation dans la recherche contre le cancer. Pour plus de détails et pour le catalogue complet des ressources destinées aux patients et aux aidants, rendez-vous sur NCCN.org/patients.

National Comprehensive Cancer Network (NCCN) et NCCN Foundation
3025 Chemical Road, Suite 100, Plymouth Meeting, PA 19462, États-Unis

1

Qu’est-ce qu’un cancer du poumon ?

Si vous lisez ceci, il se peut que vous, ou une personne dont vous vous occupez, ayez un cancer du poumon non à petites cellules (CPNPC). Il s'agit du type de cancer du poumon le plus courant. Dans ce chapitre, vous découvrirez ce type de cancer et ce que cela implique s'il est précoce ou localement avancé.

Qu'est-ce que le CPNPC ?

Le cancer du poumon non à petites cellules (CPNPC) est un type de cancer du poumon. Le cancer bronchique à petites cellules est un type de cancer du poumon différent, décrit dans un autre ouvrage.

Les cellules cancéreuses du poumon se développent de manière incontrôlée. Elles ne meurent pas lorsqu'elles le devraient et elles produisent de nombreuses nouvelles cellules cancéreuses, qui deviennent des tumeurs.

Les cellules cancéreuses du poumon ne restent pas en place. Elles peuvent se détacher d'une tumeur, se propager en dehors du poumon et former d'autres tumeurs.

Le CPNPC est un type de carcinome pulmonaire

Presque tous les cancers du poumon sont des carcinomes (kar-sin-OH-M). Les carcinomes pulmonaires se forment à partir de cellules qui tapissent les voies respiratoires pulmonaires. Les voies respiratoires à l'intérieur des poumons sont constituées des bronches, des bronchioles et des alvéoles.

Le CPNPC est le carcinome pulmonaire le plus courant. Les tumeurs neuroendocrines sont d'autres carcinomes pulmonaires.

Les voies respiratoires pulmonaires

L'air que vous respirez circule à travers une série de voies respiratoires. Il descend dans votre gorge et votre trachée. La trachée se divise en deux voies respiratoires appelées bronches. À l'intérieur du poumon, chaque bronche se divise en voies respiratoires plus petites que l'on appelle les bronchioles. À l'extrémité des bronchioles se trouvent des sacs que l'on appelle les alvéoles. Dans les alvéoles, l'oxygène est transféré de l'air vers le sang.

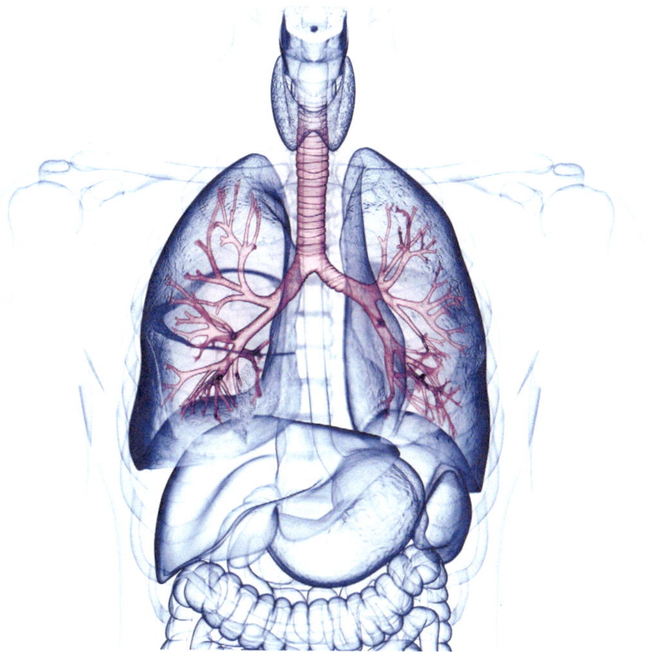

Des informations sur les tumeurs neuroendocrines du poumon sont disponibles sur la page NCCN.org/patientguidelines et sur l'application NCCN Patient Guides for Cancer.

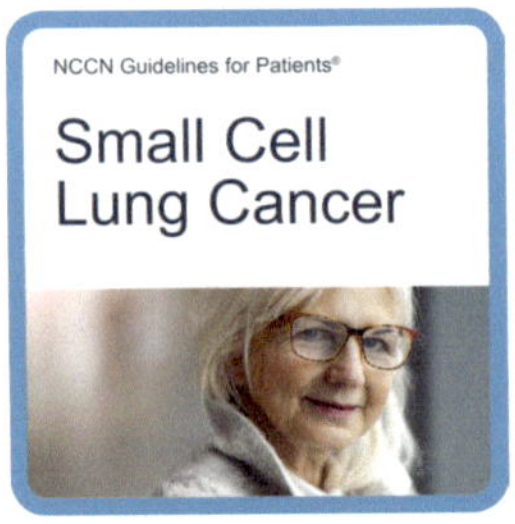

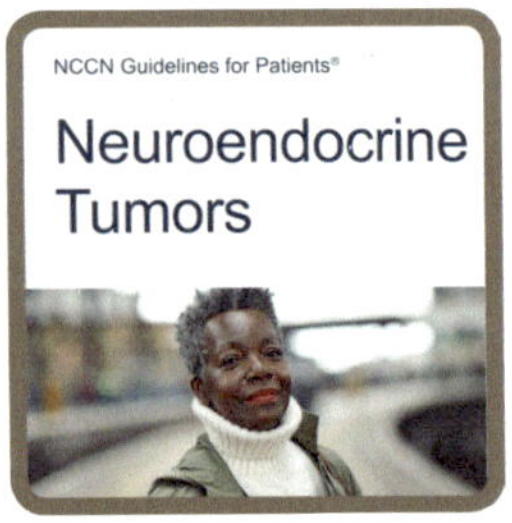

Il existe plusieurs types de CPNPC

Chaque type de CPNPC se forme à partir d'un type particulier de cellule. Les types courants de CPNPC sont les suivants :

- L'**adénocarcinome** (A-déh-noh-KAR-SIH-NOH-M) se forme souvent à partir de cellules qui tapissent les alvéoles et fabriquent du mucus. Il s'agit du type le plus courant de CPNPC.
- Le **carcinome à grandes cellules** peut se former à partir de n'importe laquelle des grandes cellules présentes dans les voies respiratoires.
- Le **carcinome à cellules squameuses** (sskoua-meuz) se forme à partir de cellules qui tapissent les bronches.

Les cancers qui se sont propagés aux poumons ne sont pas des cancers du poumon. Par exemple, un cancer de l'estomac qui s'est propagé aux poumons reste un cancer de l'estomac.

Qu'est-ce que le CPNPC précoce et localement avancé ?

Les cancers du poumon précoces et localement avancés ne se sont pas propagés aux tissus entourant le poumon ni à d'autres organes. La différence entre un cancer précoce et un cancer localement avancé dépend principalement du stade du cancer.

Stades du cancer 1, 2 et 3

Le stade du cancer décrit l'étendue du cancer du poumon dans l'organisme. Les principaux stades du cancer du poumon sont souvent écrits en chiffres romains : stades I (1), II (2), III (3) et IV (4). Nous les nommerons stades 1, 2, 3 et 4 afin de faciliter la lecture.

Au moment du diagnostic, les cancers de stade 1, stade 2 et stade 3 se sont développés depuis les voies respiratoires dans les tissus pulmonaires. Certains se sont propagés aux ganglions lymphatiques voisins, qui sont des structures combattant les maladies.

Le stade 1 correspond à un CPNPC précoce. En général, le stade 2 et le stade 3 sont considérés comme un cancer localement avancé.

Stades du cancer et métastases

Certains cancers précoces et localement avancés se propagent aux tissus entourant le poumon ou à d'autres organes après le diagnostic et sont donc appelés des cancers métastatiques. Le cancer de stade 4 est un cancer métastatique au moment du diagnostic.

Des informations sur le CPNPC métastatique sont disponibles sur la page NCCN.org/patientguidelines et sur l'application NCCN Patient Guides for Cancer.

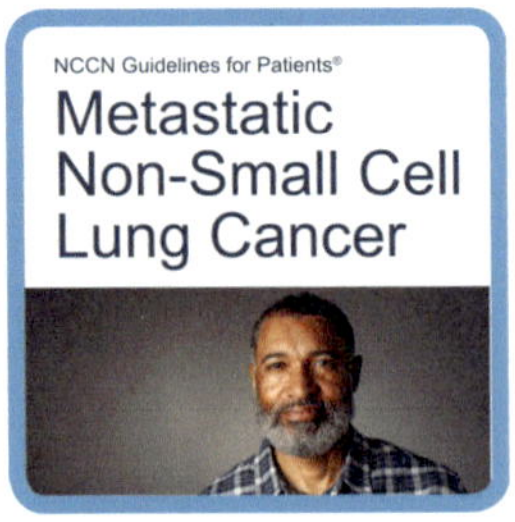

Quel est le meilleur traitement ?

Il n'existe pas de traitement unique universel pour le CPNPC. Le meilleur traitement est celui qui vous convient le mieux. Les chapitres suivants expliquent les recommandations de spécialistes basées sur les dernières recherches et sur les pratiques actuelles dans les centres de cancérologie de pointe.

Souvent, plusieurs traitements sont utilisés pour obtenir les meilleurs résultats

Certaines personnes atteintes d'un CPNPC précoce ou localement avancé subissent une intervention chirurgicale pour retirer le cancer de leur corps. D'autres types de traitements contre le cancer sont utilisés conjointement avec la chirurgie pour améliorer les résultats. Lisez le chapitre 5 pour en savoir plus sur le traitement par chirurgie.

Si vous ne pouvez pas subir d'intervention chirurgicale, il existe d'autres options efficaces. Certains cancers précoces sont traités par radiothérapie ; ce traitement est expliqué dans le chapitre 6. D'autres cancers sont traités avec 2 types de traitements regroupés sous le nom de chimio-radiothérapie. La chimio-radiothérapie est expliquée dans le chapitre 7.

Les soins de soutien répondent aux défis du cancer

Il a été démontré que les soins de soutien prolongent et améliorent la vie des personnes atteintes d'un cancer du poumon. Informez votre équipe soignante de vos symptômes et de vos autres besoins afin d'obtenir les meilleurs soins de soutien pour vous. Des informations supplémentaires sur les soins de soutien sont disponibles tout au long de cet ouvrage.

Les essais cliniques offrent un espoir à toutes les personnes atteintes d'un cancer du poumon

Les essais cliniques sont un type de recherche sur la santé qui teste de nouvelles méthodes de lutte contre le cancer. Demandez à votre équipe soignante s'il existe un essai clinique qui vous conviendrait. Pour en savoir plus sur les essais cliniques, consultez le chapitre 3.

Soyez votre propre défenseur

Vous êtes un membre important de l'équipe qui soigne votre cancer. Discutez des recommandations présentées dans cet ouvrage avec votre équipe. Ensemble, vous pourrez établir le programme de soins qui vous conviendra le mieux.

Le chapitre 9 contient une liste de questions que vous pourriez poser à votre équipe. Vous aurez plus de chances d'obtenir les soins que vous souhaitez en posant des questions et en participant aux prises de décisions avec votre équipe.

Points clés

- Le cancer du poumon non à petites cellules (CPNPC) est un cancer qui touche les cellules pulmonaires. Les cancers qui se propagent dans les poumons ne sont pas des cancers du poumon.
- Les CPNPC précoces et localement avancés sont des cancers qui se sont développés depuis les voies respiratoires dans les tissus pulmonaires, et certains se sont propagés aux ganglions lymphatiques.
- Le traitement du CPNPC dépend de ce qui est le mieux pour chaque personne. Dans la mesure du possible, la chirurgie est utilisée pour le traitement primaire.

2

Nodules pulmonaires

De nombreuses personnes ont de petites masses de tissu dans leurs poumons. Il s'agit de nodules. Un nodule peut avoir été détecté dans votre poumon par hasard. Ce chapitre traite de la façon dont les spécialistes établissent si ce nodule est cancéreux.

Spécialistes en nodules pulmonaires

La plupart des nodules pulmonaires ne sont pas cancéreux, mais certains le sont. Les nodules peuvent être causés par un cancer, des infections, du tissu cicatriciel et d'autres problèmes de santé. Lorsqu'un nodule détecté par hasard semble être cancéreux, il requiert une équipe de spécialistes pour établir le meilleur traitement.

Votre équipe soignante doit être composée de membres issus de différents domaines de la médecine, notamment les spécialistes certifiés suivants :

- Un **pneumologue** est un médecin spécialisé dans les maladies pulmonaires.
- Un **radiologue thoracique** est un médecin spécialisé dans la lecture d'examens d'imagerie thoracique. Les examens d'imagerie consistent à prendre des clichés de l'intérieur du corps.
- Un **chirurgien thoracique** est un médecin spécialisé en chirurgie thoracique.

Pour établir si un nodule est cancéreux, votre équipe procédera comme suit :

- Elle évaluera votre risque de développer un cancer du poumon.
- Elle examinera les clichés du poumon et demandera des examens d'imagerie supplémentaires en cas de risque de cancer.
- Elle réalisera une biopsie, si nécessaire.

Nodule pulmonaire

Un nodule pulmonaire est une petite masse de tissu dans le poumon. De nombreuses personnes ont des nodules pulmonaires. La plupart ne sont pas cancéreux. Lorsque des nodules sont détectés par imagerie, d'autres examens pourront être réalisés pour évaluer s'ils sont cancéreux.

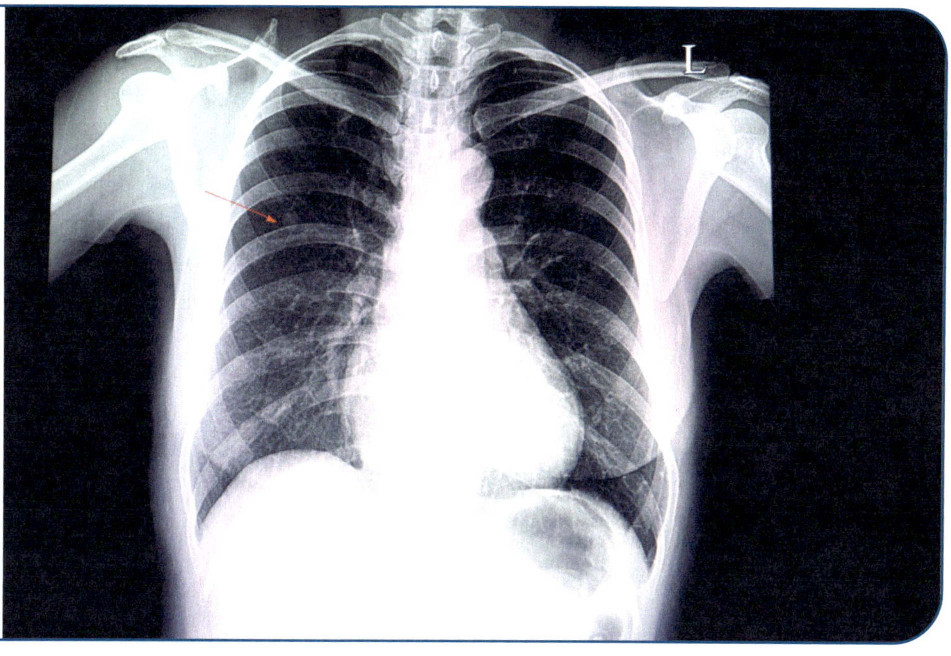

Si le nodule n'est probablement pas cancéreux, votre équipe peut vous orienter vers un dépistage du cancer du poumon. Le dépistage du cancer du poumon s'adresse aux personnes présentant un risque élevé de développer un cancer du poumon. Des informations sur le dépistage du cancer du poumon sont disponibles sur la page NCCN.org/patientguidelines et sur l'application NCCN Patient Guides for Cancer.

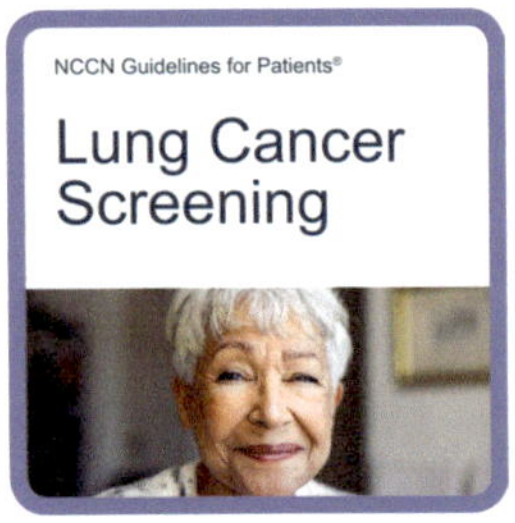

Risque de cancer du poumon

Tout le monde peut développer un cancer du poumon, mais certaines personnes sont plus à risque. Un facteur de risque est un élément qui augmente la probabilité de développer un cancer du poumon. Les facteurs de risque du cancer du poumon sont énumérés dans le **Guide 1.**

Certaines personnes présentant de nombreux facteurs de risque ne contractent jamais de cancer du poumon. Certaines personnes sans aucun facteur de risque contractent un cancer du poumon. Les spécialistes cherchent encore à comprendre pourquoi une personne plutôt qu'une autre développe un cancer du poumon.

Exposition à la fumée de tabac

Le plus grand facteur de risque de développer un cancer du poumon est le tabagisme. La fumée de tabac contient plus de 50 composants connus pour causer un cancer. Plus une personne fume et plus elle fume longtemps, plus le risque augmente.

Le tabagisme passif augmente le risque de cancer du poumon. Le tabagisme passif est le fait d'inhaler une fumée secondaire expirée par une autre personne ou qui se dégage de la combustion de produits du tabac.

Les chercheurs étudient des moyens de prévenir le cancer du poumon causé par le tabagisme. On appelle agents de chimioprévention (ou agents chimiopréventifs) les traitements destinés à prévenir le cancer. Demandez à votre équipe soignante s'il existe un essai clinique sur la prévention du cancer du poumon auquel vous pourriez participer.

Agents cancérigènes

Vous êtes plus susceptible de développer un cancer du poumon, surtout si vous fumez, après une exposition aux éléments suivants :

- Radon
- Amiante
- Arsenic, béryllium, cadmium, chrome et nickel
- Fumée de charbon, suie, silice et émanations de gasoil
- Pollution atmosphérique par les particules fines, l'ozone, les oxydes d'azote et le dioxyde de soufre

Guide 1 Facteurs de risque de cancer du poumon
Tabagisme actuel ou passé
Exposition à des agents cancérigènes
Âge avancé
Certains cancers et traitements anticancéreux
Antécédents familiaux de cancer du poumon
Certaines maladies pulmonaires comme la BPCO ou la fibrose pulmonaire

Âge

En vieillissant, vous êtes plus susceptible de développer un cancer du poumon. Ces dernières années, la moitié des personnes chez lesquelles un cancer du poumon a été diagnostiqué avaient plus de 71 ans. Seules 7 personnes sur 100 atteintes d'un cancer du poumon avaient moins de 55 ans.

Cancers antérieurs et traitement contre le cancer

Le risque de cancer du poumon augmente après avoir développé certains types de cancers :

- Le fait d'avoir un type de cancer du poumon augmente votre risque de développer d'autres types de cancers du poumon.
- Si vous avez eu un lymphome, vous êtes plus susceptible de développer un cancer du poumon.
- Si vous avez eu un autre cancer lié au tabagisme, comme le cancer de la tête et du cou, votre risque de développer un cancer du poumon augmente.

Certains traitements anticancéreux accroissent également le risque de cancer du poumon :

- Le fait de recevoir une radiothérapie au niveau du thorax augmente le risque de développer un cancer du poumon des années après le traitement, surtout si vous fumez.
- Le traitement du lymphome de Hodgkin avec un médicament anticancéreux alkylant augmente aussi le risque de cancer du poumon.

Antécédents familiaux de cancer du poumon

Votre risque de cancer du poumon augmente si votre parent biologique, votre frère, votre sœur ou votre enfant a eu un cancer du poumon. Votre risque est encore plus élevé si le cancer du poumon est survenu à un jeune âge ou chez plusieurs parents proches.

Autres maladies pulmonaires

Certaines maladies pulmonaires peuvent augmenter le risque de cancer du poumon. Il existe un lien étroit entre le cancer du poumon et les maladies suivantes :

- La bronchopneumopathie chronique obstructive (BPCO) rend la respiration difficile parce que les tissus pulmonaires sont endommagés ou qu'il y a trop de mucus.
- La fibrose pulmonaire est la présence majeure de tissu cicatriciel dans le poumon, ce qui rend la respiration difficile.

Les signes du cancer du poumon

Des nodules pulmonaires sont souvent détectés par hasard sur les images médicales pour un problème de santé non lié. Ils peuvent d'abord être détectés par radiographie thoracique, tomodensitométrie (TDM) ou tomographie par émission de positons (TEP). Les nodules pulmonaires sur les examens d'imagerie sont parfois appelés taches ou ombres.

Votre radiologue examinera les images pour déterminer si le nodule peut être cancéreux. Les résultats importants à prendre en considération sont les caractéristiques du nodule, la présence de tissu pulmonaire anormal et de points chauds sur la TEP.

Caractéristiques du nodule

Les nodules causés par le cancer ont des caractéristiques spécifiques. Il est probable qu'ils ne contiennent pas de calcium et qu'ils se distinguent des nodules non cancéreux par les caractéristiques suivantes :

- Bords rugueux et formes singulières
- Croissance rapide et grande taille
- Haute densité

Tissu pulmonaire anormal

Outre les nodules, l'imagerie peut révéler d'autres résultats anormaux. Elle peut révéler une inflammation tissulaire et du tissu cicatriciel.

Points chauds sur la TEP

Les nodules cancéreux apparaissent souvent comme des points chauds sur la TEP. Avant l'examen, un radiotraceur sera injecté dans l'une de vos veines. Les cellules cancéreuses absorbent plus de traceur que les cellules normales et apparaissent comme des points lumineux (chauds) sur les images. Plusieurs problèmes de santé peuvent faire apparaître des points chauds, c'est pourquoi la cause doit souvent être confirmée par d'autres examens.

Planification des soins de suivi

Après la découverte d'un nodule pulmonaire, des soins de suivi sont parfois programmés. Cela n'est pas nécessaire pour la plupart des nodules pulmonaires. Ces soins sont programmés lorsqu'un nodule peut être cancéreux et que des examens supplémentaires sont nécessaires. Votre équipe soignante établira un plan de soins de suivi qui vous est propre.

Caractéristiques du nodule

Les recommandations du NCCN en matière de soins de suivi sont basées sur deux caractéristiques importantes du nodule de référence :

- La **densité du nodule** décrite comme solide ou subsolide
- La **taille du nodule** mesurée en millimètres (mm)

Pour avoir une idée de la taille de votre nodule, comparez-le à la pointe d'un crayon taillé. La pointe d'un crayon mesure environ 2 mm.

Le premier suivi sera basé sur les caractéristiques du nodule observées lors de l'examen de référence. Le suivi suivant, si nécessaire, sera basé sur la comparaison de votre examen de référence et de l'examen le plus récent.

Les types de soins de suivi

Les trois types de soins de suivi pour les nodules pulmonaires sont la TDM, la TEP/TDM et la biopsie.

Pourquoi réaliser ces examens d'imagerie ? Ces examens d'imagerie sont moins invasifs qu'une biopsie.

Vous pouvez réaliser une tomodensitométrie à faible dose (TDMFD) ou une TDM diagnostique. La TDMFD utilise beaucoup moins de rayons qu'un examen d'imagerie standard. Elle ne nécessite pas non plus de produit de contraste, une substance qui rend les images plus nettes. Les experts du NCCN préfèrent la TDMFD pour le dépistage du cancer, à moins qu'une image plus nette ne soit nécessaire.

Souvent, une TDM ne révèle pas clairement si un nodule est cancéreux. Elle doit au contraire être répétée au fil du temps.

Un examen par TEP/TDM après une TDM peut détecter un cancer plus rapidement que des examens répétés par TDM. Un examen par TEP/TDM est également utile pour révéler les signes de propagation du cancer dans l'organisme. Votre corps entier sera scanné, ou l'examen d'imagerie s'étendra depuis le dessus de votre cou jusqu'au milieu de vos cuisses.

Pourquoi réaliser une biopsie ? Si votre équipe suspecte fortement la présence d'un cancer, une biopsie peut vous faire gagner du temps en vous permettant de commencer plus tôt le traitement contre le cancer. Une biopsie permet de prélever une petite quantité de tissu ou de liquide pour le dépistage du cancer. Vous trouverez plus d'informations sur les biopsies dans *Prélèvement d'échantillons pour le dépistage du cancer.*

Suivi des nodules solides

Les nodules solides sont denses et ressemblent à des nuages épais sur les examens d'imagerie. Les soins de suivi de ces nodules sont en partie basés sur votre risque de développer un cancer du poumon. Votre risque est faible si vous présentez des facteurs de risque mineurs ou nuls. Vous devez n'avoir jamais ou presque jamais fumé.

Les nodules solides de moins de 6 mm ne nécessitent pas de soins de suivi immédiats. Votre équipe décidera des soins de suivi nécessaires.

Les nodules mesurant entre 6 mm et 8 mm seront contrôlés entre 6 et 12 mois, et si vous présentez un risque élevé de cancer du poumon, ils seront contrôlés une deuxième fois entre 18 et 24 mois. Les nodules dont la taille est supérieure à 8 mm peuvent être contrôlés par tomodensitométrie dans les 3 mois ou par TEP/TDM immédiatement, ou ils peuvent également être biopsiés.

Les soins de suivi pour les nodules solides sont répertoriés dans le **Guide 2.**

Guide 2
Soins de suivi des nodules pulmonaires solides

Faible risque de cancer du poumon	**Le nodule mesure moins de 6 mm**	Aucun suivi de routine n'est nécessaire. Votre équipe décidera des étapes suivantes de soins.
	Le nodule mesure entre 6 et 8 mm	Une TDM est recommandée 6 à 12 mois après le premier examen d'imagerie. Si la taille ou la densité du nodule n'augmente pas, vous pouvez passer un autre examen par TDM 18 à 24 mois après le premier examen d'imagerie.
	Le nodule mesure plus de 8 mm	Il y a 3 options : • Une TDM dans les 3 mois • Une TEP/TDM immédiatement • Une biopsie immédiatement
Risque élevé de cancer du poumon	**Le nodule mesure moins de 6 mm**	Il est envisageable de réaliser une TDM 12 mois après le premier examen d'imagerie. Si la taille ou la densité du nodule n'augmente pas, votre équipe décidera des étapes suivantes de soins.
	Le nodule mesure entre 6 et 8 mm	Une TDM est recommandée 6 à 12 mois, puis à nouveau 18 à 24 mois après le premier examen d'imagerie.
	Le nodule mesure plus de 8 mm	Il y a 3 options : • Une TDM dans les 3 mois • Une TEP/TDM immédiatement • Une biopsie immédiatement

Suivi des nodules subsolides

Les nodules subsolides sont moins denses que les nodules solides. Ils incluent les nodules non solides et les nodules partiellement solides.

- Les nodules non solides ressemblent à un nuage brumeux sur les examens d'imagerie. On les appelle également des opacités en verre dépoli ou nodules en verre dépoli.
- Les nodules partiellement solides ont des zones de densité élevée et faible.

Les soins de suivi pour les nodules partiellement solides et non solides détectés par hasard sont répertoriés dans le **Guide 3.**

De nombreux nodules subsolides disparaissent au cours du temps sans traitement. Les nodules résiduels ne sont pas susceptibles de poser un problème ultérieurement.

Un nodule subsolide de moins de 6 mm ne nécessite pas de soins de suivi réguliers. Les nodules plus grands ou multiples seront à nouveau contrôlés.

Guide 3
Soins de suivi des nodules pulmonaires subsolides

1 nodule non solide	**Le nodule mesure moins de 6 mm**	Aucun suivi de routine n'est nécessaire. Votre équipe décidera des étapes suivantes de soins.
	Le nodule mesure 6 mm ou plus	Une TDM est recommandée 6 à 12 mois après le premier examen d'imagerie. Si la taille ou la densité du nodule n'augmente pas, il faudra refaire une TDM tous les 2 ans jusqu'aux 5 ans après le premier examen d'imagerie.
1 nodule partiellement solide (nodule mixte)	**Le nodule mesure moins de 6 mm**	Aucun suivi de routine n'est nécessaire. Votre équipe décidera des étapes suivantes de soins.
	Le nodule mesure 6 mm ou plus	Une TDM est recommandée 3 à 6 mois après le premier examen d'imagerie. Si le nodule ne grossit pas et si la partie solide reste inférieure à 6 mm, il faudra refaire une TDM chaque année pendant 5 ans. Si la partie solide mesure 6 mm ou plus, il faudra envisager de réaliser une TEP/TDM ou une biopsie.
2 nodules non solides ou partiellement solides ou plus	**Les nodules mesurent moins de 6 mm**	Une TDM est recommandée 3 à 6 mois après le premier examen d'imagerie du nodule. Si la taille ou la densité des nodules n'augmente pas, votre médecin peut demander une autre TDM 2 ans et 4 ans après le premier examen d'imagerie.
	Les nodules mesurent 6 mm ou plus	Une TDM est recommandée 3 à 6 mois après le premier examen d'imagerie. Les étapes suivantes dépendront du nodule le plus susceptible d'être cancéreux.

Un nodule non solide unique de plus de 6 mm sera contrôlé 6 à 12 mois après le premier examen d'imagerie. Les nodules qui sont plus susceptibles d'être cancéreux seront contrôlés entre 3 et 6 mois. Si un examen d'imagerie de suivi montre des signes de cancer, vous pourrez passer un examen par TEP/TDM ou une biopsie.

Planification du prélèvement de tissus

Le plan de prélèvement de tissus pour dépister un cancer du poumon diffère d'une personne à l'autre. Le meilleur plan pour vous ne sera peut-être pas le meilleur plan pour une autre personne.

Votre équipe doit se composer de spécialistes qui travaillent régulièrement avec des personnes atteintes de cancer. Les membres de l'équipe doivent inclure des prestataires de soins et des spécialistes, à savoir :

- Chirurgien thoracique
- Radiologue thoracique
- Radiologue interventionnel
- Pneumologue

Lors de la planification, les spécialistes prennent en considération la taille et l'emplacement des tumeurs, vos antécédents médicaux et leur expérience. Ils s'appuient sur les résultats d'un examen physique et de l'imagerie.

Votre équipe décidera de la meilleure méthode à appliquer pour prélever les échantillons à analyser.

Le prélèvement de tissus pour le dépistage du cancer n'est pas toujours facile. Votre équipe décidera des meilleures étapes à respecter pour prélever les tissus. Les différentes façons de prélever des échantillons à analyser sont expliquées dans la section suivante.

Votre équipe pourrait essayer de diagnostiquer et de déterminer le stade du cancer en même temps.

La stadification du cancer est une évaluation de l'étendue du cancer dans l'organisme. La partie de l'organisme probablement atteinte d'un cancer et qui est la plus éloignée du nodule pulmonaire sera échantillonnée et analysée.

Votre équipe décidera du meilleur moment pour le dépistage du cancer.

Les nodules pulmonaires qu'il n'est pas possible de retirer entièrement par chirurgie sont examinés avant le début du traitement du cancer. Il est possible que la chirurgie ne soit pas une option thérapeutique envisageable en raison de votre état de santé général, de l'emplacement d'un nodule pulmonaire ou d'un cancer avancé.

Une fois les nodules traités chirurgicalement, le dépistage du cancer peut être effectué avant ou le jour-même du traitement chirurgical.

Le dépistage du cancer peut être différé pour des nodules minuscules très susceptibles d'être cancéreux à un stade précoce. Les examens de dépistage du cancer réalisés avant la chirurgie augmenteraient les risques pour la santé, le temps passé et les coûts. En cas de diagnostic de cancer, une quantité plus importante de tissu pulmonaire peut être retirée.

Il est parfois préférable d'effectuer un diagnostic avant le traitement chirurgical :

- Vous ne devriez pas attendre de subir une intervention chirurgicale si votre équipe soignante suspecte fortement une maladie autre qu'un cancer du poumon.
- Un diagnostic précoce est également nécessaire si un traitement médicamenteux agissant sur le corps entier, appelé traitement systémique, sera administré avant la chirurgie ou si le traitement inclura une radiothérapie stéréotaxique d'ablation (SABR).

Prélèvement d'échantillons pour le dépistage du cancer

Votre équipe choisira une méthode qui éliminera les tissus susceptibles d'être cancéreux. Elle évaluera le risque et la facilité des méthodes et choisira avec vous la méthode que vous préférez.

- Les **biopsies à l'aiguille externes** impliquent de guider une aiguille fine à travers votre peau et dans la tumeur. Ces interventions incluent l'aspiration transthoracique à l'aiguille (TTNA), les biopsies au trocart, la péricardiocentèse et la thoracentèse.
- Les **biopsies de la gorge** impliquent de guider des outils minces dans votre gorge jusqu'aux voies respiratoires (bronches) ou à l'œsophage. Ces interventions incluent la bronchoscopie standard, la bronchoscopie par navigation, la bronchoscopie par échoendoscopie radiale (EBUS), les biopsies guidées par échographie endoscopique (EUS) et la bronchoscopie robotisée.
- Les **chirurgies mini-invasives** impliquent de faire de petites incisions dans votre thorax. De petits instruments sont insérés dans les incisions pour prélever du tissu. Par rapport à la chirurgie ouverte, cette méthode est peu invasive et facilite donc la cicatrisation. Ces chirurgies incluent la médiastinoscopie et la thoracoscopie. La thoracoscopie peut être réalisée par chirurgie thoracoscopique assistée par vidéo (VATS) ou par chirurgie thoracoscopique assistée par robot (RATS).
- La **chirurgie ouverte** consiste à faire une grande incision à travers votre paroi thoracique pour prélever du tissu. La chirurgie ouverte est rarement nécessaire pour réaliser un diagnostic. La chirurgie ouverte pourra être utilisée si d'autres méthodes ne fonctionnent pas ou si un prélèvement de tissu plus important est nécessaire.

La quantité de tissu prélevé doit être suffisamment importante pour réaliser les analyses.

La quantité de tissu doit être suffisamment importante pour permettre au pathologiste de réaliser plusieurs examens de laboratoire spécifiques. Les pathologistes sont des professionnels de santé spécialisés dans l'analyse des cellules et des tissus et dans le diagnostic du cancer.

Dans certains centres de cancérologie, le pathologiste contrôle la taille du tissu juste après le prélèvement. Cette méthode est appelée évaluation rapide sur site (ROSE, rapid on-site evaluation). Cela permet d'éviter de recommencer l'intervention une deuxième fois.

Confirmation du cancer du poumon

Dans un premier temps, le pathologiste prépare le tissu prélevé lors de la biopsie. Cette étape peut prendre quelques jours. Ensuite, il examine le tissu prélevé à l'aide d'un microscope pour classer la maladie. C'est ce qu'on appelle le typage histologique. Le tissu restant sera conservé pour d'éventuelles analyses ultérieures.

Votre pathologiste enregistrera les résultats diagnostiques dans un compte-rendu d'anatomopathologie. Le compte-rendu indiquera la présence ou non d'un cancer et si le cancer est apparu dans le poumon ou ailleurs. Si le cancer est apparu dans le poumon, le compte-rendu devrait également indiquer le type de cancer du poumon. Les types cellulaires (histologiques) de cancer du poumon incluent :

- Adénocarcinome
- Carcinome pulmonaire à grandes cellules
- Carcinome à petites cellules
- Carcinome à cellules squameuses
- Des types mixtes et rares

Demandez à l'équipe soignante de vous remettre une copie du compte-rendu d'anatomopathologie et d'examiner les résultats avec vous. Prenez des notes et posez des questions.

« Continuez votre recherche d'informations et relisez ces informations au fur et à mesure de l'avancée du processus de diagnostic et de traitement. »

Points clés

- L'évaluation de nodules pulmonaires cancéreux nécessite une équipe de spécialistes.
- Le tabagisme est le facteur de risque le plus important pour le cancer du poumon, mais ce n'est pas le seul.
- Des signes de cancer du poumon peuvent être détectés par l'imagerie.
- Les spécialistes en nodules pulmonaires évaluent les changements apparus dans un nodule en réalisant une série d'examens par TDM au fil du temps. Les nodules dont la taille ou la densité augmente rapidement sont davantage susceptibles d'être cancéreux.
- Si le nodule est probablement cancéreux, un examen par TEP/TDM pourra être réalisé ou du tissu du nodule pourra être prélevé par une intervention appelée biopsie, puis analysé pour dépister le cancer.

3

Dépistage du CPNPC

Votre équipe soignante établira un plan de traitement adapté à vos besoins. Pour élaborer le plan, elle devra en apprendre davantage sur votre cancer et votre état de santé général. Ce chapitre décrit les tests et autres examens nécessaires à l'élaboration de votre plan de traitement.

Objectifs des examens

Tous les cancers du poumon non à petites cellules (CPNPC) ne se ressemblent pas. Avant de pouvoir instaurer un traitement, plusieurs examens sont nécessaires pour en apprendre davantage sur vous et sur votre cancer. Ces examens permettront de :

- Évaluer votre état de santé général et votre bien-être
- Définir le stade du cancer en examinant des zones où il pourrait s'être propagé
- Établir le profil du cancer en analysant les caractéristiques déterminantes, appelées biomarqueurs

Les examens pour le CPNPC précoce et localement avancé sont répertoriés dans le **Guide 4.**

Guide 4
Examens et services initiaux pour le CPNPC précoce et localement avancé

Antécédents médicaux et examen clinique	• Antécédents médicaux incluant une perte de poids et antécédents de tabagisme • Examen clinique et indice de performance
Analyses de sang	• Hémogramme complet (HC) • Profil biochimique
Imagerie	• Tomodensitométrie diagnostique du thorax et de la partie supérieure de l'abdomen avec produit de contraste • TEP/TDM au FDG • IRM cérébrale si le cancer du poumon peut s'être propagé au cerveau • IRM de la colonne vertébrale et de l'ouverture supérieure du thorax en cas de tumeur de l'apex pulmonaire
Examens pulmonaires	• Exploration fonctionnelle respiratoire • Bronchoscopie
Analyses des cellules cancéreuses	• Biopsie des ganglions lymphatiques • Analyse des biomarqueurs
Services initiaux	• Soins de soutien • Traitement du tabagisme

Équipe soignante

Une équipe est nécessaire pour planifier le traitement du CPNPC. Votre équipe utilisera les résultats de vos examens pour planifier le traitement. Vous êtes un membre important de l'équipe. Parlez à votre équipe de vos souhaits en matière de traitement et des difficultés auxquelles vous faites face. Votre contribution est tout aussi importante que les examens pour la planification du traitement.

Votre équipe peut être composée de plusieurs membres :

- Chirurgien oncologue thoracique, oncologue médical et radio-oncologue pour traiter le cancer
- Prestataire de soins palliatifs, travailleur social, prestataire de soins de santé mentale et diététicien agréé pour fournir des services de soutien

Bon nombre de ces experts sont assistés par des infirmiers, des techniciens ou des assistants qui sont souvent en première ligne dans le traitement du cancer.

Antécédents médicaux

Votre équipe soignante examinera votre santé en détail. C'est ce que l'on appelle le recueil des antécédents médicaux (anamnèse). Votre équipe soignante voudra en savoir le plus possible sur votre santé passée et actuelle.

Vous devrez probablement fournir des informations sur les éléments suivants :

- Maladies et blessures
- Symptômes tels qu'une perte de poids inexpliquée, des difficultés respiratoires, des douleurs thoraciques et une toux
- Médicaments prescrits et en vente libre, plantes médicinales et compléments alimentaires
- Interventions chirurgicales
- Votre hygiène de vie, notamment votre alimentation, votre niveau d'activité physique, votre éventuel tabagisme et votre consommation d'alcool

Certains cancers ou autres maladies sont héréditaires. Vous devrez donc aborder les problèmes de santé de vos proches parents. Ces membres de la famille incluent les frères et sœurs, les parents et les grands-parents qui sont liés à vous de naissance et non par adoption.

Apportez la liste des médicaments, plantes médicinales et compléments alimentaires que vous prenez lors de vos rendez-vous.

Examen clinique

Un membre de l'équipe procédera également à un examen approfondi de votre corps. Il pourra notamment :

- vérifier vos constantes vitales - tension artérielle, fréquence cardiaque, fréquence respiratoire, taux d'oxygène et température corporelle, et évaluer votre apparence générale ;
- palper et écouter vos organes, y compris votre rate et votre foie ;
- vérifier la présence de ganglions lymphatiques hypertrophiés, qui sont de petites structures qui luttent contre les maladies dans tout le corps ;
- évaluer votre niveau de douleur au toucher, le cas échéant.

En fonction de vos antécédents médicaux et de votre examen clinique, votre équipe soignante évaluera votre indice de performance. L'indice de performance indique votre capacité à effectuer les activités quotidiennes. C'est l'un des facteurs les plus importants que votre équipe utilisera pour planifier le traitement.

Analyses de sang

Les analyses de sang sont couramment utilisées pour dépister des maladies. Elles permettent également d'évaluer si le cancer affecte des organes.

Des échantillons de sang seront prélevés à l'aide d'une aiguille insérée dans une veine. C'est ce qu'on appelle une prise de sang.

Hémogramme complet

Un hémogramme complet (HC) doit être réalisé. Un HC mesure des éléments du sang, notamment le nombre de globules blancs, de globules rouges et de plaquettes.

Profil biochimique

Un profil biochimique évalue les sels minéraux naturels présents dans votre organisme et le fonctionnement de votre foie et de vos reins.

Imagerie

Les examens d'imagerie consistent à prendre des clichés de l'intérieur de votre corps. L'imagerie aide à définir le stade du cancer en montrant sa présence dans le tissu pulmonaire et à déterminer si le cancer s'est propagé à partir du poumon.

Un radiologue est un médecin spécialisé dans la lecture d'images issues de la TDM, l'IRM ou la TEP, ou encore de la radiographie. Ce médecin transmettra les résultats des examens à votre équipe soignante.

Les examens d'imagerie effectués plus de 60 jours auparavant ne doivent pas être utilisés pour établir votre traitement.

Tomodensitométrie diagnostique

La TDM est un type de radiographie plus détaillé. Elle permet de prendre de nombreuses photos sous différents angles. Un ordinateur combine les images pour créer des photos en 3D.

Une TDM diagnostique montre les tissus corporels plus nettement. C'est souvent le premier examen d'imagerie réalisé pour définir le stade du cancer du poumon. Des clichés de votre thorax et de la partie supérieure de votre abdomen, notamment des glandes surrénales, sont nécessaires.

Une dose de rayonnement plus élevée est utilisée pour la TDM diagnostique par rapport à la TDM standard. Une injection de produit de contraste vous sera administrée si celle-ci ne présente pas de danger pour vous. Un produit de contraste est une substance qui rend les images plus nettes. Le produit de contraste se diffuse dans votre circulation sanguine, puis est évacué par les urines.

TEP/TDM au FDG

La TEP/TDM est nécessaire si elle n'a pas déjà été réalisée. Cet examen permet de détecter un cancer qui n'a pas été détecté par la TDM seule.

Votre corps entier sera scanné, ou l'examen d'imagerie s'étendra depuis votre cou jusqu'au milieu de vos cuisses.

Une TEP met en évidence les tissus de votre organisme susceptibles d'être cancéreux. Avant l'examen, on vous injectera un radiotraceur à base de sucre appelé fluorodésoxyglucose (FDG). Au bout de 2 jours environ, le traceur sera éliminé de votre organisme par les urines.

Les cellules cancéreuses absorbent plus de traceur que les cellules normales et apparaissent comme des points lumineux (ou points chauds) sur les images.

Plusieurs problèmes de santé peuvent faire apparaître des points chauds, c'est pourquoi la cause de ces points chauds doit souvent être confirmée par d'autres examens.

IRM cérébrale

Le cancer du poumon a tendance à se propager au cerveau. L'IRM peut montrer de petites tumeurs cérébrales qui ne causent pas de symptômes. La plupart des personnes atteintes d'un cancer du poumon ont besoin d'une scintigraphie cérébrale, mais une scintigraphie cérébrale n'est pas nécessaire pour les petits cancers de stade 1.

L'IRM utilise un champ magnétique sécurisé et des ondes radio pour produire des images. Un produit de contraste sera également utilisé à moins qu'il présente un danger pour vous. Si vous ne pouvez pas passer d'IRM, vous pouvez passer une TDM de votre tête avec un produit de contraste.

IRM de la colonne vertébrale et de l'ouverture supérieure du thorax

Les tumeurs de l'apex pulmonaire sont des cancers du poumon qui apparaissent au sommet du poumon. Ces tumeurs se développent généralement dans la paroi thoracique et peuvent se développer près de votre colonne vertébrale, des vaisseaux sanguins ou des nerfs. Dans ce cas, une IRM de votre colonne vertébrale et de l'ouverture supérieure du thorax est nécessaire. L'ouverture supérieure du thorax est le centre d'un anneau d'os au sommet de la cage thoracique.

Exploration fonctionnelle respiratoire

Pour certaines personnes, le traitement du cancer du poumon est basé sur l'efficacité du fonctionnement de leurs poumons. L'exploration fonctionnelle respiratoire évalue la qualité de votre respiration :

- La spirométrie mesure la quantité d'air et la vitesse à laquelle vous respirez.
- Un test de diffusion de gaz indique la quantité d'oxygène qui circule de vos poumons vers votre sang.
- La pléthysmographie corporelle mesure la quantité d'air que vos poumons peuvent contenir et la quantité d'air qui reste dans vos poumons après l'expiration.

Bronchoscopie

La bronchoscopie est une intervention qui permet aux prestataires de santé de visualiser l'intérieur de vos voies respiratoires. Elle est réalisée à l'aide d'un dispositif médical appelé bronchoscope. Un bronchoscope est doté d'un petit tube flexible qui est guidé délicatement dans votre gorge et dans vos voies respiratoires.

Une bronchoscopie est nécessaire si :

- vous n'avez pas déjà subi de bronchoscopie pour le diagnostic ou la stadification du cancer et si
- le cancer du poumon sera traité par chirurgie.

Une bronchoscopie peut probablement être réalisée le jour de l'intervention chirurgicale pour économiser du temps, de l'argent et réduire les risques. Parfois, une bronchoscopie est réalisée avant l'intervention chirurgicale pour une tumeur située au centre d'un poumon.

Biopsie des ganglions lymphatiques

Les ganglions lymphatiques sont de petites structures en forme de haricots qui aident le corps à combattre des maladies. Le corps contient des centaines de ganglions lymphatiques.

Lorsque le cancer du poumon se propage, il se propage généralement aux ganglions lymphatiques situés dans les poumons, puis aux ganglions lymphatiques à l'extérieur des poumons. Votre équipe soignante utilisera les résultats de l'imagerie pour déterminer les ganglions lymphatiques qui devront être biopsiés, le cas échéant.

Ganglions lymphatiques médiastinaux

L'espace entre vos poumons s'appelle le médiastin. Cet espace comporte de nombreux ganglions lymphatiques. Le cancer du poumon est plus susceptible de se propager à ces ganglions lorsque la tumeur est plus grande et plus proche de cette zone.

Pour de nombreux cancers du poumon précoces et localement avancés, les ganglions lymphatiques médiastinaux doivent être analysés pour dépister le cancer. Les examens peuvent ne pas être effectués pour de très petites tumeurs pulmonaires qui se trouvent du côté du poumon opposé au médiastin.

Les examens ne sont pas nécessaires pour les cancers avancés si les ganglions lymphatiques le long de la clavicule sont examinés.

Il est possible d'atteindre les ganglions lymphatiques médiastinaux à l'aide de l'une des interventions suivantes :

- La médiastinoscopie est réalisée à l'aide d'un dispositif médical inséré par une petite incision dans le thorax.
- La médiastinotomie est une chirurgie ouverte du centre du thorax impliquant une petite incision près du sternum.
- La biopsie guidée par échographie endoscopique (EUS) est réalisée à l'aide d'un dispositif médical guidé dans l'œsophage
- La biopsie guidée par échographie endobronchique (EBUS) est réalisée à l'aide d'un bronchoscope

Biopsie des ganglions lymphatiques

Il est très important que votre équipe soignante sache quels ganglions lymphatiques sont cancéreux. Il existe certaines méthodes pour examiner ou prélever les ganglions lymphatiques dans les poumons et entre les poumons. La bronchoscopie fait partie de ces méthodes.

Bronchoscopie

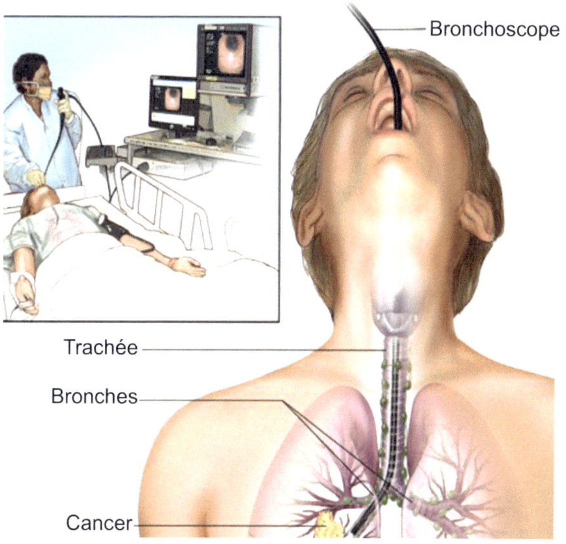

Les biopsies des ganglions lymphatiques guidées par EBUS et EUS sont souvent réalisées plusieurs jours avant le traitement chirurgical.

Autres ganglions lymphatiques régionaux

Certains cancers du poumon avancés se sont propagés aux ganglions lymphatiques dans l'autre poumon ou près de la clavicule. Les méthodes de biopsie de ces ganglions sont les suivantes :

- Une biopsie excisionnelle permet de prélever un ganglion entier à travers une incision dans la peau.
- La thoracoscopie est une intervention chirurgicale qui consiste à pratiquer de petites incisions dans votre thorax pour y insérer de petits outils permettant d'observer et de prélever du tissu (également appelée chirurgie thoracoscopique assistée par vidéo, ou VATS).
- Une biopsie à l'aiguille consiste à guider une aiguille fine à travers votre peau et dans un ganglion.

Un pathologiste évaluera le cancer

Les pathologistes sont spécialisés dans l'analyse des cellules et des tissus et dans le diagnostic du cancer. Ils examinent les tissus des ganglions lymphatiques avec un microscope pour classer la maladie. C'est ce qu'on appelle le typage histologique.

Votre pathologiste enregistrera les résultats diagnostiques dans un compte-rendu d'anatomopathologie. Demandez à l'équipe soignante de vous remettre une copie du compte-rendu d'anatomopathologie et d'examiner les résultats avec vous. Prenez des notes et posez des questions.

Analyse des biomarqueurs

L'analyse des biomarqueurs recherche des indices biologiques, ou marqueurs, du cancer qui diffèrent d'une personne à l'autre. En raison des biomarqueurs, un traitement bénéfique pour une personne peut ne pas l'être pour vous.

L'analyse des biomarqueurs est effectuée sur le tissu tumoral prélevé par biopsie ou pendant la chirurgie, mais un échantillon de sang peut également être analysé.

L'analyse des biomarqueurs est nécessaire pour la plupart des personnes atteintes d'un cancer du poumon qui seront traitées par chirurgie. Votre équipe soignante utilisera l'analyse des biomarqueurs pour décider quels traitements médicamenteux agissant sur le corps entier, appelés traitements systémiques, constituent des options avant et après la chirurgie.

L'analyse des biomarqueurs n'est pas nécessaire pour les tumeurs pulmonaires de très petite taille, car la chirurgie seule donne de très bons résultats.

L'analyse des biomarqueurs pour le cancer du poumon précoce et localement avancé peut inclure :

Taux de PD-L1

PD-L1 est une protéine présente à la surface des cellules. Lorsque PD-L1 est présente sur les cellules cancéreuses, elle empêche les globules blancs appelés lymphocytes T de les tuer. Les cellules cancéreuses survivent alors et produisent davantage de cellules cancéreuses.

Mutations de l'*EGFR*

Les cellules cancéreuses du poumon ont un récepteur à leur surface appelé EGFR. Les récepteurs cellulaires reçoivent et envoient des signaux, comme des antennes.

Certaines mutations dans le gène qui produit l'EGFR provoquent une hyperactivité du récepteur. L'hyperactivité de l'EGFR fait croître rapidement les cellules cancéreuses. Parmi les mutations de l'*EGFR*, la délétion de l'exon 19 de l'*EGFR* et la mutation L858R de l'exon 21 de l'*EGFR* sont les plus courantes.

Réarrangement du gène *ALK*

Certains cancers du poumon se développent rapidement en raison d'un récepteur de surface ALK hyperactif. L'hyperactivité apparaît lorsque des parties des deux gènes changent de place l'une avec l'autre. On parle alors de réarrangement génétique.

Soins de soutien

Les soins de soutien sont des soins oncologiques qui améliorent votre qualité de vie. Les personnes en fin de vie ne sont pas les seules à avoir besoin de soins palliatifs. Il a été démontré que les soins de soutien prolongent et améliorent la vie des personnes atteintes d'un cancer du poumon.

Commencer tôt les soins de soutien

Les soins de soutien sont parfois appelés soins palliatifs, car le soulagement des symptômes est un objectif principal. Il est possible que vous deviez subir des interventions qui vous aident à respirer, à manger mieux et à réduire la toux avec expectoration de sang.

Les soins de soutien répondent à de nombreux besoins autres que le soulagement des symptômes. Vous pouvez obtenir de l'aide pour prendre des décisions en matière de traitement et pour coordonner les soins entre les différents prestataires de santé. Vous pouvez bénéficier d'un soutien psychologique ou spirituel, d'une aide financière ou de consultations familiales.

Il est possible que votre équipe soignante compte un spécialiste des soins palliatifs. Ce spécialiste a reçu une formation spécifique pour vous apporter un soutien supplémentaire. Certains centres de lutte contre le cancer disposent de programmes de soins palliatifs.

Les autres spécialistes susceptibles d'être impliqués dans vos soins sont les suivants :

- Thérapeutes respiratoires
- Spécialistes en rééducation
- Diététiciens agréés
- Travailleurs sociaux

La bibliothèque des NCCN Guidelines for Patients contient des ouvrages sur les soins de soutien. Ces ouvrages se concentrent sur les effets physiques et psychologiques courants de nombreux cancers et de leurs traitements.

Un des ouvrages des NCCN traite de la détresse. Toutes les personnes atteintes d'un cancer ressentent un jour ou l'autre une certaine détresse. Les sentiments d'inquiétude, de tristesse, d'impuissance ou de colère sont tout à fait normaux. Néanmoins, cette détresse peut s'aggraver et nuire à votre qualité de vie.

La bibliothèque des NCCN Guidelines for Patients est disponible sur la page NCCN.org/patientguidelines et sur l'application NCCN Patient Guides for Cancer.

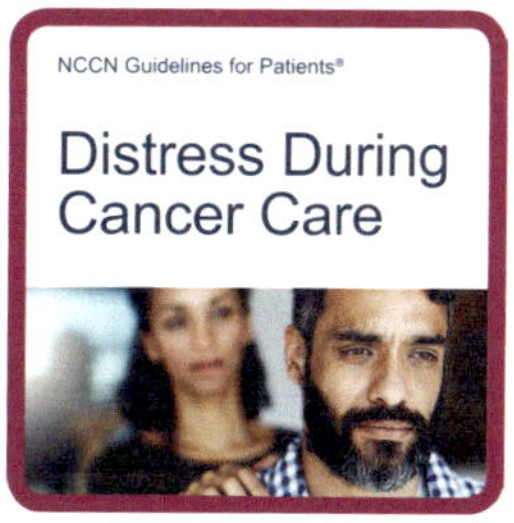

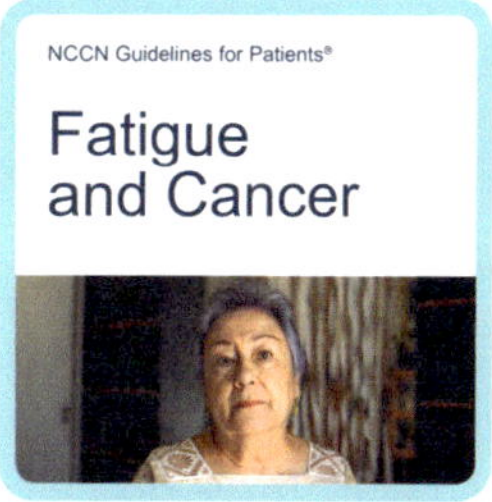

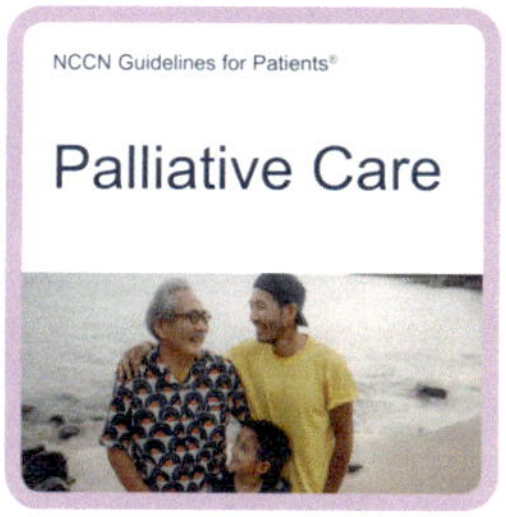

Il n'est jamais trop tard pour arrêter de fumer

Si vous fumez, il est important d'arrêter. Le tabagisme peut limiter l'efficacité du traitement anticancéreux.

La dépendance à la nicotine est l'une des addictions les plus difficiles à stopper. Le stress lié au fait d'avoir un cancer peut rendre plus difficile encore l'arrêt du tabagisme.

Vous pouvez vous faire aider. Demandez à votre équipe soignante de vous conseiller et de vous prescrire des médicaments pour vous aider à arrêter de fumer.

Si vous avez déjà essayé d'arrêter, réessayez. La plupart des personnes échouent ou rechutent avant de réussir à arrêter définitivement.

Points clés

- Votre équipe soignante établira un plan de traitement basé sur les résultats des examens et sur vos souhaits.
- Un membre de votre équipe vous posera des questions sur votre état de santé, examinera votre corps et analysera des échantillons de sang.
- La tomodensitométrie diagnostique peut aider à montrer les régions de l'organisme où le cancer s'est propagé. La TEP/TDM peut détecter un cancer que la TDM n'a pas détecté. Il est possible que vous deviez passer une IRM cérébrale.
- Votre capacité à respirer peut être testée par exploration fonctionnelle respiratoire et vos poumons peuvent être examinés par bronchoscopie.
- Pour permettre de définir le stade du cancer, les ganglions lymphatiques à l'intérieur ou à l'extérieur des poumons seront échantillonnés ou prélevés et analysés pour dépister le cancer.
- L'analyse des biomarqueurs recherche des caractéristiques du cancer, petites mais essentielles, qui diffèrent d'une personne à l'autre. Il existe des traitements pour certains marqueurs.
- Les soins de soutien visent à améliorer votre qualité de vie. Ces soins de soutien sont importants pour chacun, pas uniquement pour les personnes en fin de vie. Demandez de l'aide à votre équipe soignante pour arrêter de fumer. L'arrêt du tabagisme peut améliorer les résultats du traitement.

«

N'ayez PAS peur de poser des questions à votre équipe médicale à tout moment !!! Vos questions vous aideront, vous et eux. Il n'y a pas de question stupide. »

4

Traitement selon le stade du cancer

Le stade d'un cancer permet d'évaluer la croissance et la propagation du cancer. C'est un facteur important dans la planification du traitement. Lisez ce chapitre pour en savoir plus sur la stadification et son utilisation pour planifier un traitement.

Système de stadification TNM

Le manuel de stadification du cancer de l'American Joint Committee on Cancer est utilisé pour définir le stade d'un cancer du poumon. Dans ce manuel, le système TNM (tumeur, nœud ou ganglion lymphatique, métastase) est utilisé pour évaluer différentes zones de croissance du cancer. Votre équipe soignante attribuera un score à chaque lettre : T, N et M. Ces scores seront combinés pour définir le stade du cancer.

T = Tumeur

Le score T décrit la tumeur primaire. La tumeur primaire est le groupe principal de cellules cancéreuses dans le poumon. Les scores T sont basés sur :

- La taille de la tumeur primaire mesurée en centimètres (cm)
- La croissance invasive de la tumeur primaire dans des parties voisines du corps telles que la paroi thoracique
- Le nombre de tumeurs dans un poumon

Reportez-vous au Guide 5 pour lire une brève description des scores T mentionnés dans cet ouvrage.

Guide 5
Scores T utilisés pour définir le stade du cancer du poumon

T1	Une tumeur T1 mesure 3 cm ou moins. Elle n'est pas plus grosse qu'un grain de raisin.
T2a	Une tumeur T2a mesure plus de 3 cm mais pas plus de 4 cm. Elle peut s'être développée dans la paroi interne du poumon ou dans les voies respiratoires principales. Elle peut avoir provoqué un affaissement (collapsus) ou un œdème du poumon.
T2b	Une tumeur T2b mesure plus de 4 cm mais pas plus de 5 cm. À titre de comparaison, une balle de golf mesure 4,3 cm. La tumeur pulmonaire peut s'être développée dans la paroi interne du poumon ou dans les voies respiratoires principales. Elle peut avoir provoqué un affaissement (collapsus) ou une inflammation du poumon.
T3	Une tumeur T3 peut présenter une ou plusieurs des caractéristiques suivantes : • La tumeur mesure plus de 5 cm mais pas plus de 7 cm • Constat d'une croissance invasive dans la paroi thoracique, le nerf phrénique, la paroi externe du poumon ou la paroi du cœur • Présence de plusieurs tumeurs apparentées dans un même lobe du poumon
T4	Une tumeur T4 peut présenter une ou plusieurs des caractéristiques suivantes : • La tumeur mesure plus de 7 cm • Constat d'une croissance invasive dans le diaphragme, au centre du thorax, dans le cœur ou ses principaux vaisseaux sanguins, la trachée ou la zone située en dessous, le nerf vers le larynx, l'œsophage ou la colonne vertébrale • Présence de tumeurs apparentées dans plusieurs lobes du poumon

N = Nœud (ou ganglion) lymphatique

Le score N décrit la croissance du cancer dans les ganglions lymphatiques voisins. Les ganglions lymphatiques sont de petites structures de forme ovale présentes dans tout votre organisme, qui aident à combattre les maladies. Le score N est basé sur :

- La propagation du cancer aux ganglions lymphatiques du poumon
- La propagation du cancer aux ganglions lymphatiques situés juste à l'extérieur du poumon
- La propagation du cancer aux ganglions lymphatiques éloignés du poumon

Reportez-vous au Guide 6 pour lire une brève description des scores N mentionnés dans cet ouvrage.

M = Métastase

Le score M vous indique si le cancer s'est propagé à la paroi du poumon ou à d'autres organes. La propagation du cancer est appelée métastase.

Le cancer du poumon a tendance à se propager au cerveau, au foie, aux glandes surrénales et aux os, ainsi que d'un poumon à l'autre. M0 signifie que le cancer ne s'est pas beaucoup propagé. Il y a trois scores M1 :

- **M1a** signifie que le cancer s'est propagé loin dans le thorax.
- **M1b** signifie que le cancer s'est propagé dans un endroit au-delà du thorax.
- **M1c** signifie que le cancer s'est propagé dans plusieurs endroits au-delà du thorax.

Guide 6
Scores N utilisés pour définir le stade du cancer du poumon

N0	Le cancer ne s'est pas propagé aux ganglions lymphatiques.
N1	Le cancer s'est propagé aux ganglions lymphatiques du poumon.
N2	Le cancer s'est propagé aux ganglions lymphatiques dans l'un ou les deux endroits suivants : • Au centre du thorax, près du poumon touché par le cancer • Sous la trachée
N3	Le cancer s'est propagé aux ganglions lymphatiques dans un ou plusieurs des endroits suivants : • Au centre du thorax, près de l'autre poumon • Dans l'autre poumon • Près de la clavicule

Stades du cancer du poumon

Les stades du cancer du poumon consistent en des combinaisons de scores TNM basés sur le pronostic. Un pronostic est l'issue probable du cancer. **Reportez-vous au Guide 7** pour consulter la liste des scores TNM selon le stade du cancer.

- Le **stade 1** comprend les stades de sous-groupes 1A et 1B.
- Le **stade 2** comprend les stades de sous-groupes 2A et 2B.
- Le **stade 3** comprend les stades de sous-groupes 3A, 3B et 3C.
- Le **stade 4** comprend les stades de sous-groupes 4A et 4B.

Pour certaines personnes, la stadification du cancer du poumon est faite deux fois

Le stade du cancer avant le traitement est appelé le stade clinique. Il est indiqué avec la lettre c minuscule. Exemple : cN0.

Un deuxième stade, appelé le stade pathologique, est défini après l'intervention chirurgicale. Il est basé sur les analyses des tissus prélevés dans l'organisme. Le stade pathologique est indiqué avec la lettre p minuscule. Exemple : pN1.

Le stade de certains cancers du poumon peut n'être correctement défini qu'après le traitement chirurgical. Par exemple, tous les ganglions lymphatiques cancéreux pourraient ne pas être détectés avant la chirurgie. D'autre part, certains ganglions lymphatiques suspectés d'être cancéreux pourraient ne pas l'être.

Planification du traitement primaire

Le traitement primaire est le principal traitement utilisé pour débarrasser l'organisme du cancer.

Les personnes atteintes d'un cancer du poumon non à petites cellules (CPNPC) ne reçoivent pas toutes le même traitement primaire.

Guide 7
Les stades du cancer du poumon

Stade du cancer	Scores TNM
1A	T1, N0, M0
1B	T2a, N0, M0
2A	T2b, N0, M0
2B	T3, N0, M0 T1, N1, M0 T2, N1, M0
3A	T3, N1, M0 T4, N0, M0 T4, N1, M0 T1, N2, M0 T2, N2, M0
3B	T3, N2, M0 T4, N2, M0 T1, N3, M0 T2, N3, M0
3C	T3, N3, M0 T4, N3, M0
4A	Tout T, tout N, M1a Tout T, tout N, M1b
4B	Tout T, tout N, M1c

Votre équipe soignante planifiera le traitement en fonction de nombreux facteurs, notamment :

- Le stade du cancer
- Le nombre de tumeurs (primaires) distinctes, à savoir une tumeur pour la plupart des personnes
- Les difficultés du traitement du cancer
- Votre santé

Reportez-vous au Guide 8 pour connaître les options de traitement primaire en fonction du stade clinique.

Types de traitement primaire

La **chirurgie** est un traitement qui élimine les tumeurs ou les organes cancéreux. Dans la mesure du possible, la chirurgie est utilisée pour le traitement primaire. Pour de nombreuses personnes, d'autres types de traitements sont administrés avant ou après l'intervention chirurgicale. Le chapitre 5 fournit de plus amples informations.

La **radiothérapie** utilise le plus souvent des rayons X de haute énergie pour traiter le cancer du poumon. Lorsque l'objectif est d'éliminer le cancer, on parle de radiothérapie définitive.

Guide 8
Options de traitement primaire du CPNPC précoce et localement avancé

Stade	Score TNM	Chirurgie	Radiothérapie définitive	Chimio-radiothérapie définitive
1A	T1, N0, M0	●	●	
1B	T2a, N0, M0	●	●	
2A	T2b, N0, M0	●	●	
2B	T3 (pas de croissance invasive), N0, M0	●	●	
2B	T3 (croissance invasive), N0, M0 T1, N1, M0 T2, N1, M0	●		●
3A	T3, N1, M0 T4, N0, M0 T4, N1, M0 T1, N2, M0 T2, N2, M0	●		●
3B	T3, N2, M0	●		●
3B	T4, N2, M0 T1, N3, M0 T2, N3, M0			●
3C	T3, N3, M0 T4, N3, M0			●

Le chapitre 6 fournit de plus amples informations sur la radiothérapie.

La **chimio-radiothérapie** est un traitement associant chimiothérapie et radiothérapie. La chimiothérapie utilise des médicaments puissants pour tuer les cellules cancéreuses. Lorsque l'objectif est d'éliminer le cancer, la chimio-radiothérapie est appelée chimio-radiothérapie définitive. Le chapitre 7 fournit de plus amples informations sur la chimio-radiothérapie.

Essais cliniques

Le recours à des essais cliniques est une autre option possible de soins contre le cancer. Un essai clinique est un type de recherche médicale. Après avoir été développées et testées en laboratoire, les nouvelles méthodes potentielles de lutte contre le cancer doivent être étudiées sur des patients. S'il/elle s'avère sûr(e) et efficace lors d'un essai clinique, un médicament, un dispositif ou une approche thérapeutique peut être approuvé(e) par l'autorité de réglementation américaine en matière d'alimentation et de médicaments, la Food and Drug Administration (FDA).

Toute personne atteinte d'un cancer doit examiner attentivement toutes les options thérapeutiques possibles face à son type de cancer, y compris les traitements standard et les essais cliniques. Demandez à votre équipe soignante si un essai clinique peut être utile dans votre cas.

Phases

La plupart des essais cliniques sur le cancer sont axés sur le traitement. Les essais qui portent sur des traitements se déroulent en plusieurs phases.

- Les **essais de phase I** étudient la dose et l'innocuité d'un médicament expérimental ou d'une approche thérapeutique.
- Les **essais de phase II** étudient l'efficacité du médicament ou de l'approche contre un type spécifique de cancer.
- Les **essais de phase III** testent le médicament ou l'approche par rapport à un traitement standard. Si les résultats sont bons, il peut être approuvé par la FDA.
- Les **essais de phase IV** étudient l'innocuité et les bénéfices à long terme d'un traitement approuvé par la FDA.

Qui peut participer ?

Chaque essai clinique comporte des règles d'admission, appelées critères d'éligibilité. Ces règles peuvent porter sur l'âge, le type et le stade du cancer, les antécédents de traitement ou l'état de santé général. Ces exigences permettent de s'assurer que les participants sont semblables sur certains points et que l'essai est aussi sûr que possible pour les participants.

Consentement éclairé

Les essais cliniques sont gérés par un groupe d'experts appelé équipe de recherche. L'équipe de recherche examine avec vous les détails de l'étude, y compris son objectif et les risques et avantages de votre participation. Toutes ces informations sont également fournies dans un formulaire de consentement éclairé. Lisez attentivement le formulaire et posez des questions avant de le signer. Prenez le temps d'en discuter avec votre famille, vos amis ou d'autres personnes de confiance. N'oubliez pas que vous pouvez quitter l'essai clinique et chercher un traitement en dehors de celui-ci à tout moment.

Abordez le sujet

N'attendez pas que votre équipe soignante vous parle des essais cliniques. Abordez le sujet et renseignez-vous sur toutes vos options thérapeutiques. Si vous trouvez une étude à laquelle vous pourriez être éligible, demandez à votre équipe soignante si vous remplissez les conditions requises. Si vous avez déjà commencé un traitement standard, il se peut que vous ne soyez pas éligible à certains essais cliniques. Essayez de ne pas vous décourager si vous ne pouvez pas y participer. De nouveaux essais cliniques sont disponibles régulièrement.

Questions fréquentes

Les essais cliniques font l'objet de nombreux mythes et idées reçues. De nombreuses personnes atteintes de cancer ne comprennent pas bien les avantages et les risques.

Vais-je recevoir un placebo ?

Les placebos (versions inactives de vrais médicaments) ne sont presque jamais utilisés seuls dans les essais cliniques sur le cancer. Il est courant de recevoir soit un placebo avec un traitement standard, soit un nouveau médicament avec un traitement standard. Si un essai clinique comporte un placebo, vous en serez informé(e), oralement et par écrit, avant votre participation.

Les essais cliniques sont-ils gratuits ?

La participation à un essai clinique est gratuite. Le promoteur de l'étude paie les coûts liés à la recherche, y compris le médicament à l'étude. Vous pouvez cependant avoir des coûts indirectement liés à l'essai, comme le coût du transport ou de la garde des enfants pour vous rendre à des consultations supplémentaires. Pendant l'essai, vous continuerez de recevoir les soins anticancéreux habituels. Ces soins sont facturés et souvent couverts par l'assurance maladie. Vous devez vous acquitter du ticket modérateur et de tous les coûts de ces soins qui ne sont pas couverts par votre assurance maladie.

Trouver un essai clinique

Aux États-Unis

Centres de lutte contre le cancer du NCCN
NCCN.org/cancercenters

The National Cancer Institute (NCI)
cancer.gov/about-cancer/treatment/clinical-trials/search

Hors États-Unis

The U.S. National Library of Medicine (NLM)
clinicaltrials.gov

Besoin d'aide pour trouver un essai clinique ?

Service d'information sur le cancer (CIS) du NCI
+1.800.4.CANCER (+1.800.422.6237)
cancer.gov/contact

Points clés

- Le stade d'un cancer permet d'évaluer la croissance et la propagation du cancer.
- Un système de stadification TNM (tumeur, nœud ou ganglion lymphatique, métastase) est utilisé pour évaluer différentes zones de croissance du cancer.
- Il existe 4 stades principaux du cancer du poumon basés sur les scores TNM. Pour certaines personnes, la stadification du cancer est faite deux fois, avant et après l'intervention chirurgicale.
- La chirurgie est un traitement primaire standard pour les cancers du poumon de stade 1, stade 2 et stade 3. Si la chirurgie n'est pas une option, il est possible d'utiliser la radiothérapie ou la chimio-radiothérapie pour le traitement primaire.
- Le recours à un essai clinique est une autre option possible de soins contre le cancer. Un essai clinique étudie de nouveaux moyens de lutter contre le cancer.

5
Chirurgie

La chirurgie est un traitement standard pour le cancer du poumon, mais l'approche thérapeutique diffère d'une personne à l'autre. Lisez ce chapitre pour savoir quel traitement vous conviendrait le mieux.

Planification du traitement

La chirurgie, seule ou associée à d'autres traitements, est utilisée pour traiter la plupart des cancers du poumon non à petites cellules (CPNPC) précoces et de nombreux CPNPC localement avancés. L'objectif du traitement est d'éliminer le cancer. Demandez à votre équipe soignante si la chirurgie est une option pour vous.

Chirurgie

La chirurgie peut être une option si l'intégralité du cancer peut être retirée en toute sécurité. Vous devrez consulter un chirurgien thoracique certifié hautement expérimenté. La chirurgie du cancer du poumon doit être une partie majeure de sa pratique. Pour décider si vous pouvez subir une intervention chirurgicale en toute sécurité, votre chirurgien prendra en considération les éléments suivants :

- L'emplacement du cancer dans votre poumon et à l'extérieur de votre poumon
- La santé de vos poumons
- Votre état de santé général

Un cancer qui peut être complètement éliminé en toute sécurité s'appelle un cancer résécable.

Traitement périopératoire

Le CPNPC résécable est parfois traité à l'aide de plusieurs types de traitements. Ces autres traitements sont regroupés sous le terme de traitement périopératoire. Votre équipe soignante vous suggérera de commencer un traitement périopératoire avant ou après la chirurgie.

Traitement systémique

Le traitement systémique est couramment utilisé pour le traitement périopératoire. Il s'agit d'un traitement de l'ensemble du corps par des médicaments anticancéreux.

Un oncologue médical est un spécialiste du traitement systémique qui peut vous prescrire un schéma thérapeutique en fonction de votre état de santé général et du cancer. Un schéma thérapeutique consiste en un ou plusieurs médicaments avec une dose, un horaire et une durée spécifiques.

Radiothérapie

La radiothérapie est parfois utilisée pour le traitement périopératoire. Elle peut être utilisée seule ou associée à une chimiothérapie.
Un radio-oncologue est un spécialiste du traitement du cancer par radiothérapie et il planifiera votre radiothérapie.

Reportez-vous au Guide 9 pour consulter la liste de tous les types de traitements périopératoires.

Soins de soutien

Vous recevrez des soins de soutien pour améliorer votre qualité de vie. Les soins de soutien peuvent soulager les symptômes causés par le cancer et son traitement. Les problèmes de santé indésirables causés par le traitement s'appellent des effets indésirables.

Demandez à votre équipe soignante la liste complète des effets indésirables susceptibles de résulter de vos traitements. Informez également votre équipe soignante de tout nouveau symptôme ou de toute aggravation de symptômes existants. Il existe peut-être des moyens de vous soulager. Des moyens d'éviter certains effets indésirables sont également disponibles.

Guide 9
Types de traitement périopératoire pour le CPNPC

Chimiothérapie à doublets de platine	La chimiothérapie à doublets de platine est un traitement systémique qui tue les cellules à croissance rapide comme les cellules cancéreuses. Ce traitement se compose de cisplatine ou de carboplatine et d'un autre type de chimiothérapie. Ces médicaments sont administrés à l'aide d'une perfusion, c'est-à-dire une injection lente dans une veine. Certains sont administrés sous forme de comprimés.
Inhibiteurs de point de contrôle immunitaire	L'atézolizumab (Tecentriq), le pembrolizumab (Keytruda) et le nivolumab (Opdivo) sont des inhibiteurs de point de contrôle immunitaire. Les inhibiteurs de point de contrôle immunitaire sont un type d'immunothérapie systémique qui restaure la capacité des lymphocytes T à tuer les cellules cancéreuses. Ils sont administrés par perfusion.
Chimio-immunothérapie	La chimio-immunothérapie est un traitement systémique comprenant à la fois une chimiothérapie à doublets de platine et des inhibiteurs de point de contrôle immunitaire.
Traitement ciblé	L'osimertinib (Tagrisso) est un type de traitement systémique appelé traitement ciblé. Il bloque les signaux chimiques des protéines appelées EGFR qui indiquent aux cellules cancéreuses du poumon de se développer. Il s'agit d'un comprimé qui peut être administré à domicile.
Radiothérapie	La radiothérapie tue les cellules à croissance rapide comme les cellules cancéreuses, en utilisant des rayons X de haute énergie. Un appareil de grande taille dirige des faisceaux de rayonnement vers le cancer pendant que vous êtes allongé(e) sur une table. Le chapitre 6 fournit de plus amples informations.
Chimio-radiothérapie	La chimio-radiothérapie est un traitement associant chimiothérapie et radiothérapie. La chimio-radiothérapie séquentielle consiste à administrer un traitement puis l'autre. La chimio-radiothérapie concomitante consiste à administrer les deux traitements durant la même période. Le chapitre 7 fournit de plus amples informations.

Traitement avant l'intervention chirurgicale

Un traitement néoadjuvant est un type de traitement administré avant la chirurgie. Il est également connu sous le nom de traitement préopératoire ou traitement d'induction. Pour le CPNPC, le traitement néoadjuvant consiste en un traitement systémique avec ou sans radiothérapie.

Un traitement néoadjuvant au lieu d'un traitement adjuvant

Si vous avez probablement besoin d'un traitement systémique, vous pourrez le recevoir avant la chirurgie plutôt qu'après la chirurgie.

La **chimio-immunothérapie néoadjuvante** est utilisée pour traiter les tumeurs pulmonaires mesurant au moins 4 centimètres (cm) ou le cancer du poumon qui s'est propagé aux ganglions lymphatiques. L'immunothérapie utilise du nivolumab (Opdivo) ou du pembrolizumab (Keytruda). La chimiothérapie utilisée avec les schémas d'immunothérapie est répertoriée dans le **Guide 10.**

Votre oncologue médical ne vous prescrira pas de chimio-immunothérapie si celle-ci présente un danger pour vous, par exemple si vous avez une maladie auto-immune ou si vous prenez des médicaments qui inhibent l'action de votre système immunitaire.

Votre oncologue médical peut ne pas vous prescrire de chimio-immunothérapie si son efficacité est peu probable. Les inhibiteurs de point de contrôle immunitaire ne sont pas aussi efficaces pour le cancer du poumon avec mutations de l'*EGFR* ou réarrangements *ALK* que pour les cancers du poumon sans ces biomarqueurs.

Guide 10
Chimio-immunothérapie néoadjuvante pour le CPNPC

	Adénocarcinome, carcinome à grandes cellules et types cellulaires rares	Carcinome à cellules squameuses
Schémas thérapeutiques utilisés avec le nivolumab :		
Carboplatine, paclitaxel	●	●
Cisplatine, pémétrexed	●	
Cisplatine, gemcitabine		●
Cisplatine, paclitaxel	●	●
Carboplatine, pémétrexed	●	
Carboplatine, gemcitabine		●
Schémas thérapeutiques utilisés avec le pembrolizumab :		
Cisplatine, gemcitabine		●
Cisplatine, pémétrexed	●	

Lorsque la chimio-immunothérapie n'est pas une option, la **chimiothérapie à doublets de platine** peut être administrée. Les schémas thérapeutiques de chimiothérapie à doublets de platine sont répertoriés dans le **Guide 11.**

Réduction du cancer avant la chirurgie

Pour certains cancers du poumon, un traitement néoadjuvant est administré pour réduire le cancer et faciliter la chirurgie.

Tumeurs invasives

Bien que ce ne soit pas l'approche privilégiée pour la chirurgie, une chimio-radiothérapie concomitante ou un traitement systémique peut être administré(e) dans un premier temps pour :

- Les cancers de stade 2B et de stade 3A avec des tumeurs T3 ayant envahi les tissus proches du poumon
- Les cancers de stade 3A avec des tumeurs T4

Tumeurs de l'apex pulmonaire

La chimio-radiothérapie concomitante est le premier traitement pour les tumeurs de l'apex pulmonaire utilisé avant la chirurgie. Les tumeurs de l'apex pulmonaire constituent un sous-ensemble distinct de cancers invasifs du poumon. Elles apparaissent au sommet du poumon et se développent généralement dans la paroi thoracique.

Stades du cancer avec N2

Le CPNPC avec un stade N2 est parfois traité par chirurgie. Le traitement systémique néoadjuvant ou la chimio-radiothérapie néoadjuvante peut interrompre la croissance du cancer et permettre la chirurgie.

Guide 11
Chimiothérapie à doublets de platine périopératoire pour le CPNPC

Schémas thérapeutiques	Adénocarcinome, carcinome à grandes cellules et types cellulaires rares	Carcinome à cellules squameuses
Cisplatine, pémétrexed	● (privilégié)	
Cisplatine, gemcitabine		● (privilégié)
Cisplatine, docétaxel		● (privilégié)
Cisplatine, vinorelbine	●	●
Cisplatine, étoposide	●	●
Carboplatine, paclitaxel	●	●
Carboplatine, gemcitabine	●	●
Carboplatine, pémétrexed	●	

● (orange) Schéma thérapeutique privilégié pour son efficacité, sa sécurité d'emploi ou son coût moins élevé que d'autres options, ou avec de meilleures données à l'appui de son utilisation

Chirurgie du cancer du poumon

Une intervention chirurgicale sera programmée s'il y a de bonnes chances que tout le cancer soit retiré. Votre chirurgien doit trouver un moyen d'enlever la tumeur en conservant suffisamment de tissu d'apparence normale à sa périphérie, ce que l'on appelle la marge chirurgicale. L'objectif est de ne plus avoir de cellules cancéreuses dans la marge, la chirurgie visant à les éliminer.

Pendant la chirurgie, votre chirurgien explorera l'intérieur de votre thorax pour voir où le cancer se développe. Votre chirurgien pourra mieux visualiser la tumeur au cours de l'opération. En outre, des zones de croissance invisibles sur les examens d'imagerie peuvent être détectées pendant la chirurgie.

Types de chirurgie pulmonaire

Le type de chirurgie pratiqué dépendra de l'endroit où la tumeur s'est développée et de l'efficacité du fonctionnement de vos poumons. Il existe cinq types de chirurgie pulmonaire. Les voici :

- La **résection en coin** permet de retirer une petite partie d'un lobe.
- La **segmentectomie** permet de retirer une grande partie d'un lobe.

Chirurgie du cancer du poumon

Il existe cinq chirurgies courantes pour le cancer du poumon. Les plus courantes sont la lobectomie et la pneumonectomie, illustrées ci-dessous. Une lobectomie en manchon permet de retirer un lobe et une partie des voies respiratoires principales appelées bronches. La résection en coin et la segmentectomie permettent de retirer seulement une partie d'un lobe.

Lobectomie

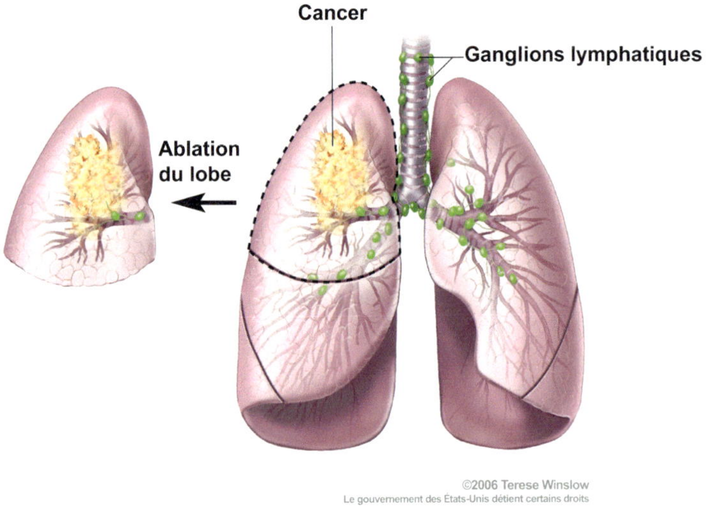

Pneumonectomie

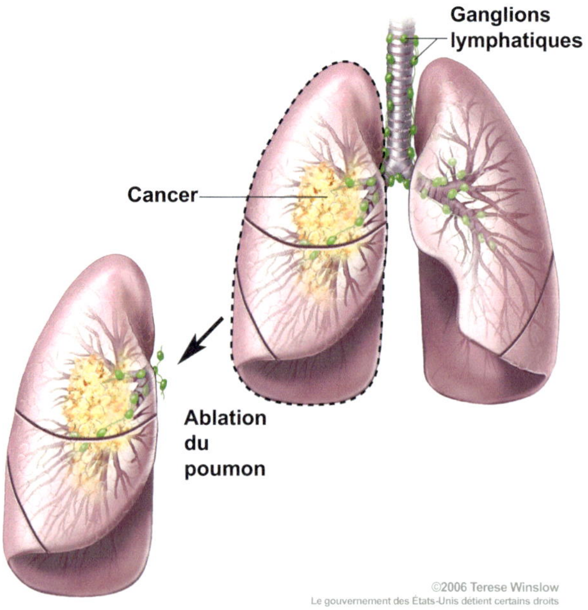

- La **lobectomie** permet de retirer un lobe entier et est la chirurgie privilégiée pour la plupart des cancers du poumon.
- La **lobectomie en manchon** permet de retirer un lobe entier et une partie des voies respiratoires principales.
- La **pneumonectomie** permet de retirer un poumon entier.

Les tumeurs pulmonaires qui se sont développées à travers la paroi pulmonaire dans d'autres tissus de l'organisme seront retirées d'un seul tenant. Cette intervention chirurgicale s'appelle la résection en-bloc.

Types de chirurgie ganglionnaire

Pendant la chirurgie, les ganglions lymphatiques qui sont ou peuvent être cancéreux seront également retirés. Pour retirer des ganglions lymphatiques, il peut être nécessaire de déplacer ou de découper certains organes. Il existe deux types de chirurgie ganglionnaire :

- **Un prélèvement systématique des ganglions lymphatiques** permet de retirer certains ganglions dans le poumon et entre les poumons.
- **Une dissection ganglionnaire** permet de retirer autant de ganglions que possible du poumon et entre les poumons.

Techniques chirurgicales

L'ablation d'une tumeur pulmonaire est réalisée à l'aide de l'une des deux méthodes suivantes.

La méthode classique ou ouverte s'appelle la **thoracotomie**. L'intervention chirurgicale consiste à faire une incision entre les côtes. Parfois, une partie de la côte doit aussi être retirée.

La méthode la plus récente est une chirurgie moins invasive réalisée par le biais d'incisions plus petites entre les côtes. Votre chirurgien introduira des outils chirurgicaux dans ces incisions. L'un des outils dispose d'une petite caméra vidéo, et la vidéo de l'intérieur de votre thorax s'affichera sur un écran.

La chirurgie mini-invasive du cancer du poumon s'appelle la **thoracoscopie** ou **chirurgie thoracoscopique assistée par vidéo (VATS)**. Votre chirurgien peut effectuer une thoracoscopie en utilisant des bras robotisés pour contrôler les outils chirurgicaux. Cette approche s'appelle la **chirurgie thoracoscopique assistée par robot (RATS)**.

Résultats de la chirurgie

Les tissus et liquides prélevés seront examinés pour détecter un cancer. Votre chirurgien et votre pathologiste évalueront la marge chirurgicale autour de la tumeur :

- **R0** signifie qu'aucun cancer n'a été détecté dans la marge.
- **R1** signifie qu'un cancer a été détecté dans la marge, à l'aide d'un microscope.
- **R2** signifie qu'un cancer a été détecté dans la marge, sans l'aide d'un microscope.

Des ganglions lymphatiques d'apparence normale qui ont été retirés seront également examinés pour rechercher un cancer. Lorsque les ganglions lymphatiques les plus éloignés de la tumeur ne sont pas cancéreux, il est probable que tous les ganglions cancéreux aient été retirés.

La chirurgie est décrite comme une résection complète lorsque les marges chirurgicales, les ganglions lymphatiques les plus éloignés et le liquide présent autour des poumons et du cœur ne sont pas cancéreux.

Après la chirurgie, vous pourrez commencer un traitement adjuvant ou une surveillance. La section suivante de ce chapitre traite du traitement adjuvant. La surveillance, abordée au chapitre 8, consiste en des examens réguliers visant à vérifier si le cancer est réapparu.

Effets indésirables de la chirurgie

Les effets indésirables courants d'une chirurgie sont la douleur, l'œdème et les cicatrices. La douleur peut être intense après une chirurgie pulmonaire. La douleur et l'œdème disparaissent souvent dans les semaines qui suivent l'opération.

L'engourdissement à proximité de la zone opérée peut durer longtemps. Il existe un risque d'infection susceptible de provoquer une pneumonie. Il existe aussi un risque d'affaissement (collapsus) du poumon, appelé pneumothorax.

Traitement après l'intervention chirurgicale

Le traitement adjuvant est administré après le traitement principal. On l'appelle également traitement postopératoire. Il permet de traiter le cancer qui n'a pas été retiré pendant la chirurgie et réduit le risque de récidive du cancer.

Votre équipe soignante planifiera le traitement en fonction de plusieurs facteurs, notamment :

- L'état de la marge chirurgicale : R0, R1 ou R2
- Le stade du cancer après la chirurgie, appelé stade pathologique
- Les résultats des analyses des biomarqueurs

Marge chirurgicale

La tumeur sera retirée, ainsi que les tissus d'apparence normale qui l'entourent. Les tissus d'apparence normale s'appellent la marge chirurgicale. La marge chirurgicale sera analysée pour détecter le cancer. L'administration du traitement adjuvant dépend de la présence d'un cancer dans les marges.

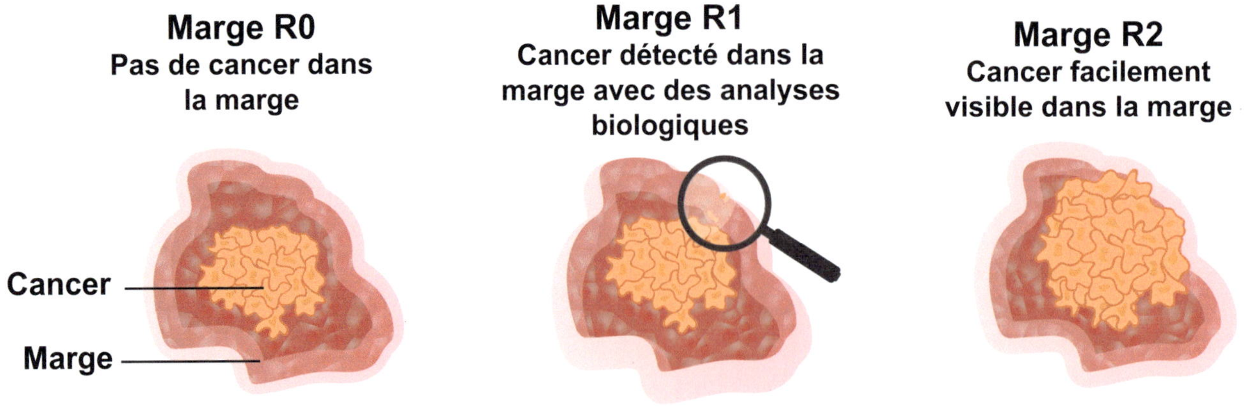

Marges sans cancer (R0)

Même si les marges ne sont pas cancéreuses, un traitement adjuvant est nécessaire pour certains cancers. La chimiothérapie à doublets de platine est utilisée, mais si ce n'est pas une option envisageable, l'osimertinib (Tagrisso) peut être administré si le cancer a des biomarqueurs de l'*EGFR*. Reportez-vous au Guide 11, page 39 pour consulter la liste des schémas chimiothérapeutiques.

Les experts du NCCN recommandent un traitement adjuvant pour les cancers de stade 1B et de stade 2A plus étendus dont la récidive est très probable. Une tumeur volumineuse mesure au moins 4 cm. Un traitement adjuvant est recommandé pour les cancers de stade 2B et de stade 3, sauf si vous avez reçu une chimiothérapie avant la chirurgie.

Après la chimiothérapie, vous pouvez recevoir l'un des traitements systémiques suivants :

- L'alectinib (Alecensa) est une option pour le cancer de stade 2 ou de stade 3 avec des biomarqueurs *ALK*.
- L'osimertinib (Tagrisso) est une option pour le cancer de stade 1B, de stade 2 ou de stade 3 avec des biomarqueurs de l'*EGFR*.
- L'atézolizumab (Tecentriq) est une option pour le cancer de stade 2 ou de stade 3 avec un taux de PD-L1 de 1 pour cent (1 %) ou plus et sans biomarqueurs de l'*EGFR* ni *ALK*.
- Le pembrolizumab (Keytruda) est une option pour le cancer de stade 2 ou de stade 3 sans biomarqueurs de l'*EGFR* ni *ALK*.

Les cancers avec un stade N2 peuvent être traités par radiothérapie une fois la chimiothérapie terminée.

Cancer dans les marges (R1, R2)

Un traitement adjuvant est nécessaire lorsque le cancer est présent dans les marges chirurgicales.

Une deuxième chirurgie peut être pratiquée pour les cancers précoces. C'est l'option privilégiée pour les cancers de stade 1 et de stade 2A. Après la chirurgie, la chimiothérapie est une option pour les cancers de stade 1B et de stade 2A, mais elle est recommandée pour les cancers de stade 2B.

La radiothérapie est une option pour les cancers de stade 1 et de stade 2A lorsque la chirurgie est susceptible d'entraîner des complications. La radiothérapie ablative stéréotaxique (SABR) est couramment utilisée. Après une radiothérapie, les cancers de stade 2A peuvent être traités par chimiothérapie. Le chapitre 6 fournit de plus amples informations sur la radiothérapie.

La chimio-radiothérapie est une option pour les cancers de stade 2B et de stade 3 si vous n'avez jamais fait l'objet de ce traitement auparavant. Une chimio-radiothérapie séquentielle ou concomitante est recommandée après une intervention chirurgicale présentant des marges R1.
Une chimio-radiothérapie concomitante est recommandée en présence de marges R2. Le chapitre 7 fournit de plus amples informations sur la chimio-radiothérapie.

Points clés

- L'objectif de la chirurgie est d'éliminer le cancer.
- Choisissez un chirurgien thoracique certifié et hautement expérimenté, capable de retirer la totalité du cancer en toute sécurité.
- D'autres traitements sont souvent utilisés avant ou après la chirurgie.
- Il existe plusieurs types de chirurgie pulmonaire qui permettent de retirer une partie d'un lobe ou de retirer un poumon entier. Les ganglions lymphatiques qui sont ou peuvent être cancéreux seront également retirés.
- La chirurgie du cancer du poumon peut être réalisée par l'une des deux méthodes suivantes. Lors d'une chirurgie ouverte, le tissu corporel est prélevé par une large incision. La chirurgie mini-invasive est réalisée à travers quelques petites incisions.
- Renseignez-vous sur les effets indésirables de vos traitements. Informez votre équipe soignante de tout nouveau symptôme ou de toute aggravation de symptômes existants.

6
Radiothérapie

La radiothérapie est un traitement courant pour le cancer du poumon. Ce chapitre explique le fonctionnement de la radiothérapie et certaines choses auxquelles s'attendre pendant le traitement.

Utilisations de la radiothérapie

La radiothérapie utilise des rayons X ou des particules de haute énergie pour traiter le cancer du poumon. Les rayons X ou les particules détériorent les cellules cancéreuses, qui meurent ou cessent de produire de nouvelles cellules cancéreuses.

La radiothérapie est utilisée de plusieurs façons pour traiter le cancer du poumon non à petites cellules (CPNPC) précoce et localement avancé :

- Elle s'utilise après une intervention chirurgicale, comme décrit dans le chapitre 5.
- Elle est associée à une chimiothérapie, appelée chimio-radiothérapie, comme décrit dans le chapitre 7.
- Elle est utilisée comme traitement principal (également appelé traitement primaire) des cancers du poumon de stade 1 et de certains cancers du poumon de stade 2. Lorsque l'objectif est d'éliminer le cancer, on parle de radiothérapie définitive.

Un radio-oncologue est un médecin spécialisé dans le traitement du cancer par radiothérapie. Ce spécialiste dirige une équipe qui concevra votre plan de traitement et assurera le traitement.

Radiothérapie

La radiothérapie est souvent administrée à partir d'une grande machine. Les rayons X ou les particules traversent la peau et ciblent la tumeur. Les tissus sains sont protégés par des types de traitement modernes.

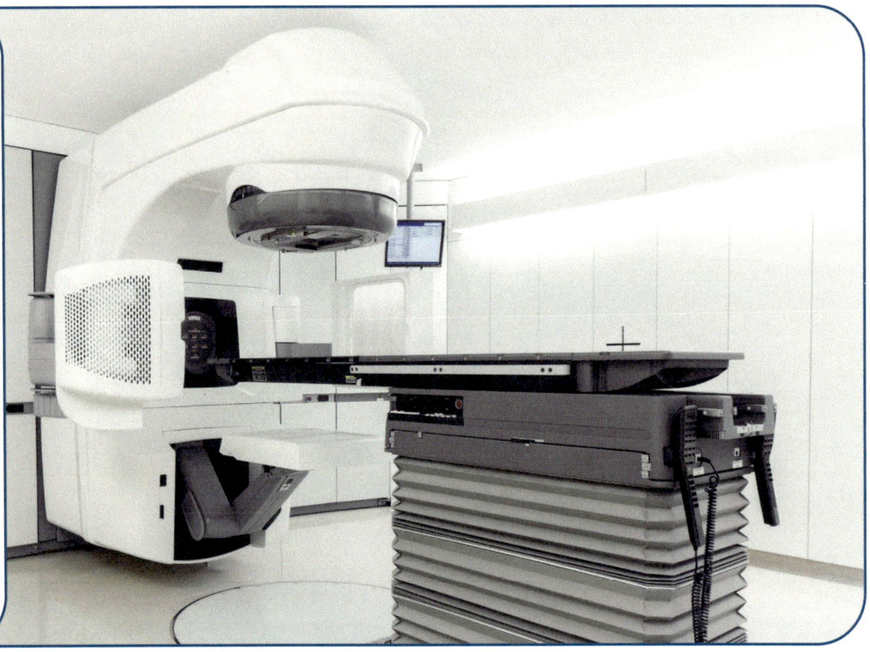

Les types de radiothérapie

La radiothérapie externe (RTE) est la méthode la plus couramment utilisée pour traiter le cancer du poumon. Un appareil de grande taille produit des faisceaux de rayonnement adaptés à la forme de la tumeur. Il dirige la dose de rayonnement la plus élevée vers le cancer. Une dose beaucoup plus faible est administrée aux tissus voisins.

Il existe plusieurs techniques courantes de RTE :

- La **radiothérapie conformationnelle avec modulation d'intensité (RCMI)** diffuse des faisceaux de rayons X qui épousent très étroitement la forme de la cible et épargnent davantage de tissus normaux.
- La **radiothérapie conformationnelle tridimensionnelle (RCT 3D)** délivre un faisceau de rayons X qui épouse la forme de la cible, mais peut ne pas être aussi focalisé que la RCMI.
- La **radiothérapie ablative stéréotaxique (SABR)** traite le cancer à l'aide de faisceaux de rayons X très précis et à forte dose. Elle délivre une dose de rayonnement très élevée par traitement, mais seulement pour quelques traitements. Le traitement est terminé au bout de 1 semaine à 1 semaine et demie.
- La **protonthérapie** traite le cancer à l'aide de faisceaux de protons. Les faisceaux de protons émettent des radiations principalement dans la tumeur.

La radiothérapie est généralement administrée quotidiennement, du lundi au vendredi. Les séances de traitement durent environ 15 minutes pour la RCMI et la RCT 3D et 30 à 45 minutes pour la SABR et la protonthérapie. Certains radio-oncologues administrent le traitement par SABR 2 à 3 fois par semaine.

Traitement du cancer du poumon par irradiation

La RTE est utilisée pour tenter d'éliminer le CPNPC. Toutes les techniques de RTE décrites peuvent être utilisées, bien que les experts du NCCN préfèrent généralement la SABR pour traiter le cancer de stade précoce et la RCMI pour traiter le cancer localement avancé.

Surmonter les difficultés du traitement

Une tumeur pulmonaire est plus difficile à cibler que certaines autres tumeurs présentes dans l'organisme. Les tumeurs pulmonaires bougent souvent lorsque vous respirez. Pour tenir compte de ces difficultés, des méthodes avancées peuvent être utilisées :

- La tomodensitométrie en quatre dimensions (TDM 4D) peut être utilisée pour planifier un traitement. Elle s'apparente à une vidéo, ce qui permet à votre radio-oncologue de voir les mouvements de la tumeur lorsque vous respirez.
- Des méthodes de contrôle des mouvements peuvent être utilisées pour maintenir la tumeur immobile pendant le traitement.
- Parfois, votre radio-oncologue pourra vous demander de retenir votre respiration pendant 15 à 20 secondes pour mieux cibler la tumeur.

Traitement adjuvant

Une chimiothérapie adjuvante peut être administrée après une radiothérapie définitive. C'est une option pour le cancer de stade 2 à forte probabilité de récidive.

La chimiothérapie adjuvante traite le cancer que la radiothérapie n'a pas réussi à traiter. Des tumeurs volumineuses et des cellules cancéreuses d'apparence particulièrement anormale peuvent s'être propagées dans des endroits situés hors du champ de rayonnement. Reportez-vous au *Guide 11* dans le chapitre 5 pour consulter la liste des schémas chimiothérapeutiques utilisés pour le traitement adjuvant.

Effets indésirables des rayonnements

La radiothérapie ne provoque pas de douleur pendant une séance de traitement (vous ne ressentirez rien du tout) et elle ne vous rendra pas radioactif.

Cependant, elle peut causer des problèmes de santé connus sous le nom d'effets indésirables. Les effets indésirables de la radiothérapie sont cumulatifs. Cela signifie qu'ils s'accumulent lentement et qu'ils s'aggravent jusqu'à la fin du traitement.

Les effets indésirables qui surviennent pendant la radiothérapie s'atténuent généralement 2 à 4 semaines après la fin du traitement.

Les effets indésirables diffèrent selon le type de radiothérapie. La plupart des personnes ne souffrent d'aucun effet indésirable avec la SABR. La protonthérapie peut provoquer des changements cutanés, ce qui est rare avec la RCMI.

L'ajout de chimiothérapie à la radiothérapie provoque souvent davantage d'effets indésirables.

- La fatigue est un effet indésirable courant de la radiothérapie.
- Des changements cutanés peuvent se produire au niveau de la région traitée. Ces changements cutanés sont souvent décrits comme des coups de soleil. Pour les personnes dont la peau est plus foncée, les rayonnements peuvent assombrir la peau et la rendre douloureuse.
- Vers la fin du traitement, vous pourriez ressentir des douleurs lors de la déglutition en raison d'une irritation de votre œsophage.
- Bien que cela soit rare, votre poumon peut être enflammé après le traitement, provoquant un essoufflement soudain ou une toux. Ce sont des symptômes de pneumopathie radique. Appelez immédiatement votre radio-oncologue si vous présentez ces symptômes.

Pendant votre traitement, votre radio-oncologue vous recevra environ une fois par semaine pour évaluer les éventuels effets indésirables. Informez votre équipe soignante de tout nouveau symptôme ou de toute aggravation de symptômes existants. Il existe peut-être des moyens de vous soulager. Des moyens d'éviter certains effets indésirables sont également disponibles.

La bibliothèque des NCCN Guidelines for Patients contient un ouvrage sur la fatigue liée au cancer. La fatigue liée au cancer est un manque d'énergie intense, qui ne s'améliore pas avec un repos ou un sommeil normal et qui perturbe la vie.

Pour en savoir plus sur le traitement de la fatigue liée au cancer, rendez-vous sur NCCN.org/patientguidelines et sur l'application NCCN Patient Guides for Cancer.

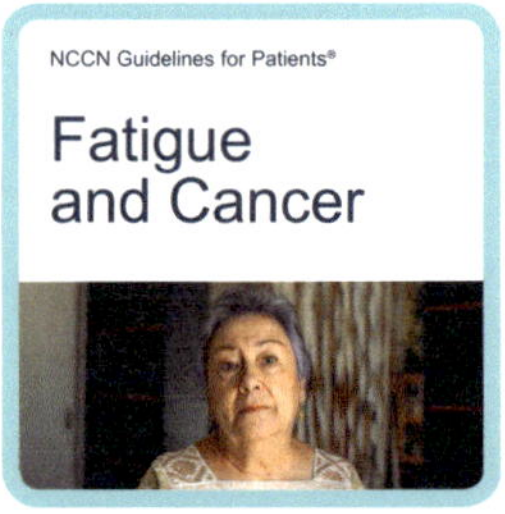

Points clés

- La radiothérapie utilise des rayons X ou des particules de haute énergie pour traiter le cancer du poumon.
- Il existe plusieurs façons d'utiliser la radiothérapie pour traiter le cancer du poumon. Lorsqu'elle est utilisée pour éliminer le cancer, on parle de radiothérapie définitive.
- La radiothérapie est le plus souvent administrée depuis l'extérieur du corps à l'aide d'une grande machine.
- Plusieurs techniques sont disponibles pour éliminer le cancer du poumon, telles que la SABR pour le cancer à un stade précoce et la RCMI pour le cancer localement avancé.
- Une chimiothérapie peut être administrée après une radiothérapie.
- Les effets indésirables de la radiothérapie s'accumulent au cours du traitement et s'atténuent généralement 2 à 4 semaines après la fin du traitement.

7
Chimio-radiothérapie

La chimio-radiothérapie utilise la puissance de deux traitements différents. Lisez ce chapitre pour prendre connaissance des options et de ce à quoi vous devez vous attendre.

Utilisations de la chimio-radiothérapie

La chimio-radiothérapie est une association de ces deux traitements :

- La **chimiothérapie** arrête le processus par lequel les cellules produisent davantage de cellules, de sorte qu'elle affecte les cellules à croissance rapide comme le cancer.
- La **radiothérapie** utilise des rayons X ou des particules de haute énergie pour détériorer les cellules cancéreuses. Les cellules cancéreuses meurent ou ne peuvent plus produire d'autres cellules cancéreuses.

La chimio-radiothérapie permet de traiter le cancer du poumon non à petites cellules (CPNPC) localement avancé, comme suit :

- La chimio-radiothérapie est parfois administrée avant ou après la chirurgie, comme décrit dans le chapitre 5.
- La chimio-radiothérapie peut également être le traitement principal (aussi appelé traitement primaire) du cancer du poumon localement avancé lorsque la chirurgie n'est pas une option. Lorsque l'objectif est d'éliminer le cancer, on parle de chimio-radiothérapie définitive.

Chimiothérapie

La chimiothérapie pour le cancer du poumon est souvent un liquide injecté dans une veine. Certaines injections sont effectuées dans le bras ou la main, tandis que d'autres sont réalisées à l'aide d'un dispositif implanté appelé « port ». Une perfusion est un goutte-à-goutte lent contrôlé par une pompe qui peut durer des heures.

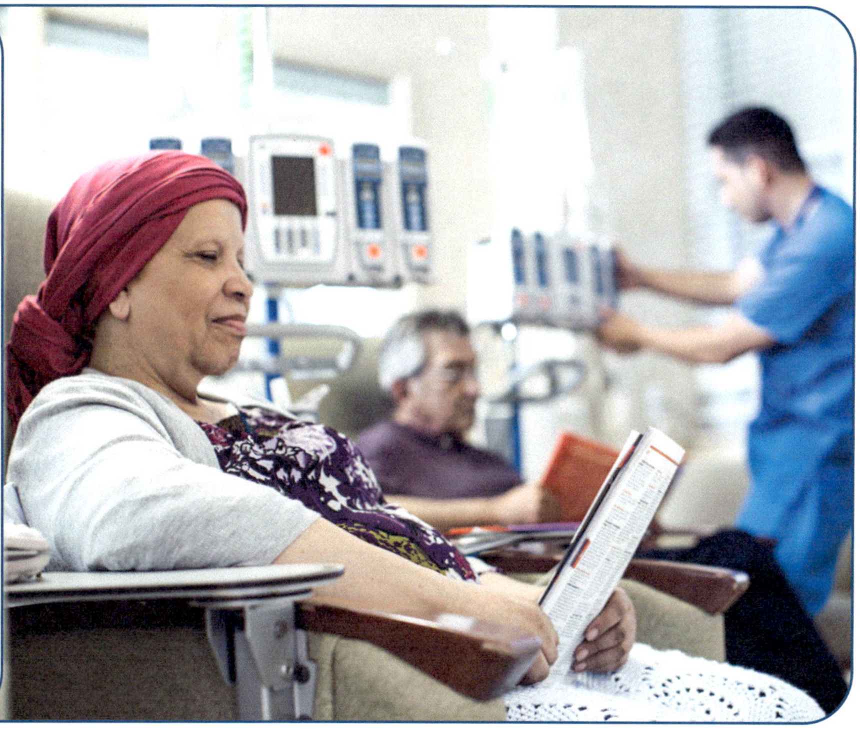

Les types de chimiothérapie

La radiothérapie est décrite dans le chapitre 6 ; ci-dessous, vous trouverez une brève description de la chimiothérapie.

La chimiothérapie est un type de traitement. La chimiothérapie est prescrite par les oncologues médicaux. Ils connaissent les médicaments propres à chaque cancer.

Pour le CPNPC, plusieurs types de chimiothérapie sont souvent administrés. Souvent, le cisplatine ou le carboplatine est utilisé avec un autre médicament anticancéreux. Ces schémas thérapeutiques sont connus sous le nom de chimiothérapie à doublets de platine.

La chimiothérapie ne sera pas administrée quotidiennement. Elle sera administrée par cycles de jours de traitement suivis de jours de repos. Ces cycles offrent à votre organisme la possibilité de récupérer après avoir reçu une chimiothérapie.

Vous devrez vous rendre dans un centre de traitement pour recevoir une chimiothérapie. La chimiothérapie sera lentement injectée dans votre veine. C'est ce qu'on appelle une perfusion. Certains médicaments de chimiothérapie se présentent sous forme de comprimés. La chimiothérapie se diffuse dans votre circulation sanguine pour traiter le cancer à l'intérieur de votre organisme.

Traitement du cancer du poumon

La chimio-radiothérapie définitive est une option de traitement pour certains CPNCP de stade 2B et de stade 3. Il existe deux approches de planification pour administrer la chimio-radiothérapie :

- La **chimio-radiothérapie concomitante** signifie que la chimiothérapie et la radiothérapie sont administrées en même temps.
- La **chimio-radiothérapie séquentielle** signifie que la radiothérapie sera administrée une fois que vous aurez reçu la chimiothérapie. Ce schéma peut être suivi si le traitement concomitant est susceptible d'être trop dangereux pour votre santé.

Les schémas chimiothérapeutiques utilisés pour la chimio-radiothérapie sont répertoriés dans le **Guide 12**.

La chimio-radiothérapie diffère d'une personne à l'autre

Votre équipe soignante établira un plan qui vous convient sur la base de plusieurs facteurs, tels que :

- Un schéma concomitant ou séquentiel
- Le type de cancer du poumon
- L'efficacité de la chimiothérapie (les schémas thérapeutiques privilégiés fonctionnent bien et sont sûrs)

La durée des cycles de chimiothérapie varie en fonction des médicaments utilisés. Demandez à votre oncologue médical combien de cycles vous aurez et combien de jours de traitement il y a dans un cycle.

La radiothérapie diffère également d'une personne à une autre en fonction du plan de traitement :

- Pour la chimio-radiothérapie concomitante, la radiothérapie est généralement administrée sous forme de 30 à 35 petites doses, appelées fractions, sur une période de 6 à 7 semaines.
- Pour la chimio-radiothérapie séquentielle, la radiothérapie est également administrée sous forme de 30 à 35 petites doses, appelées fractions, sur une période de 6 à 7 semaines.

Dans certains cas, vous pourrez être traité(e) avec environ 15 fractions de dose plus élevée.

Guide 12
Schémas chimiothérapeutiques utilisés pour traiter le CPNPC avec la chimio-radiothérapie

Chimio-radiothérapie séquentielle	**Adénocarcinome, carcinome à grandes cellules et types cellulaires rares**	**Carcinome à cellules squameuses**
Cisplatine, pémétrexed	🟠	
Cisplatine, gemcitabine		🟠
Cisplatine, docétaxel		🟠
Cisplatine, vinorelbine	⚫	⚫
Cisplatine, étoposide	⚫	⚫
Carboplatine, paclitaxel	⚫	⚫
Carboplatine, gemcitabine	⚫	⚫
Carboplatine, pémétrexed	⚫	
Chimio-radiothérapie concomitante		
Carboplatine, pémétrexed	🟠	
Cisplatine, pémétrexed	🟠	
Carboplatine, paclitaxel	🟠	
Cisplatine, étoposide	🟠	
Carboplatine, paclitaxel		🟠
Cisplatine, étoposide		🟠

🟠 Schéma thérapeutique privilégié pour son efficacité, sa sécurité d'emploi ou son coût moins élevé que d'autres options, ou avec de meilleures données à l'appui de son utilisation

Traitement de consolidation

La consolidation a pour objectifs de renforcer les résultats du traitement et d'améliorer les chances de guérison. Il existe deux options pour le traitement de consolidation après une chimio-radiothérapie séquentielle définitive :

- Le durvalumab (Imfinzi)
- L'osimertinib (Tagrisso) pour le cancer du poumon avec une délétion de l'exon 19 de l'*EGFR* ou une mutation L858R de l'exon 21

Le durvalumab est un type d'immunothérapie appelé inhibiteur de point de contrôle. L'immunothérapie utilise le système immunitaire pour tuer les cellules cancéreuses. Le durvalumab agit en permettant aux cellules immunitaires appelées lymphocytes T d'attaquer les cellules cancéreuses.

Le durvalumab est injecté lentement dans une veine (perfusion). Il peut s'écouler jusqu'à 60 minutes pour obtenir la dose complète. Les perfusions sont administrées toutes les 2 ou 4 semaines pendant 1 an.

L'osimertinib est un inhibiteur de kinase de l'EGFR. L'EGFR est une protéine cellulaire qui favorise le lancement de la croissance cellulaire.

L'osimertinib arrête l'activité de l'EGFR et réduit ainsi le nombre de nouvelles cellules cancéreuses produites. Il s'agit d'un comprimé qui peut être administré à domicile.

Effets indésirables

Les effets indésirables sont des problèmes de santé indésirables causés par le traitement. Ils diffèrent d'une personne à une autre selon le type et la durée du traitement, ainsi que selon la personne.

- Les effets indésirables de la chimiothérapie sont causés par la mort de cellules normales à croissance rapide. Ils sont généralement pires avec une chimio-radiothérapie concomitante qu'avec une chimio-radiothérapie séquentielle.
- Les inhibiteurs de point de contrôle immunitaire peuvent amener vos cellules immunitaires à attaquer les cellules saines de votre organisme.

Demandez à votre équipe soignante la liste complète des effets indésirables de vos traitements. Informez également votre équipe soignante de tout nouveau symptôme ou de toute aggravation de symptômes existants.

Ressources en matière de soins de soutien

La bibliothèque des NCCN Guidelines contient des ouvrages sur certains effets indésirables courants du traitement du cancer. Pour en savoir plus sur la prise en charge des nausées et vomissements, des faibles numérations sanguines, de la fatigue et des effets indésirables liés au système immunitaire, rendez-vous sur NCCN.org/patientguidelines et sur l'application NCCN Patient Guides for Cancer.

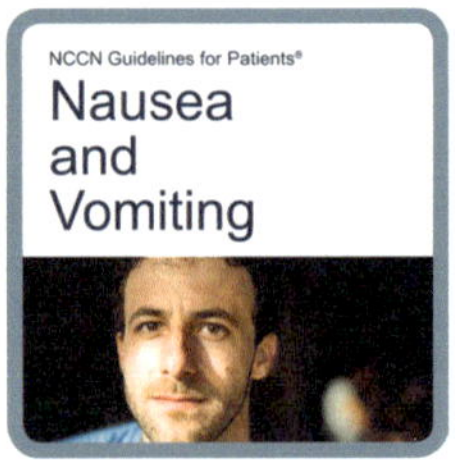

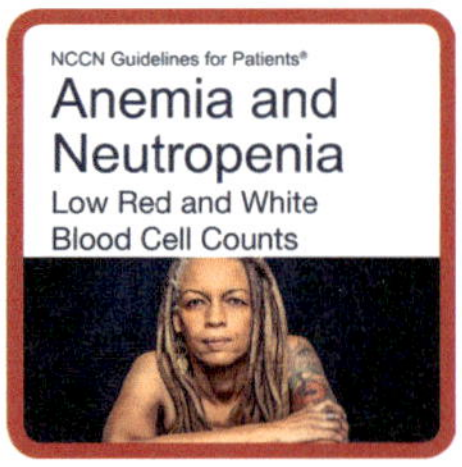

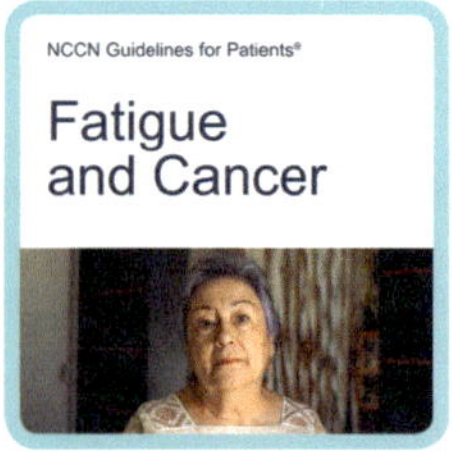

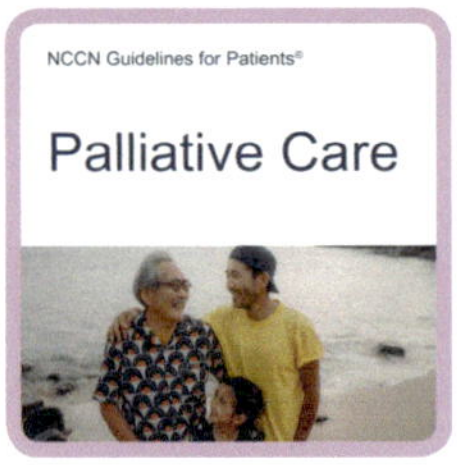

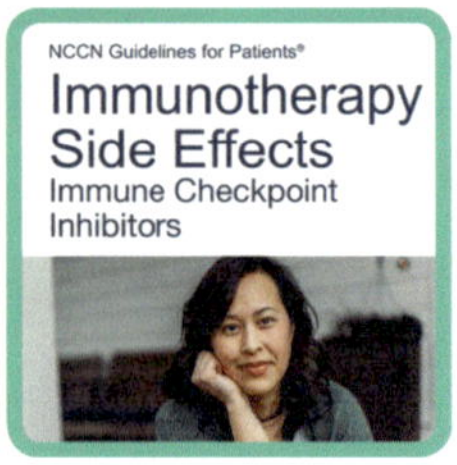

Il existe peut-être des moyens de vous soulager. Des moyens d'éviter certains effets indésirables sont également disponibles.

« Apprendre à gérer les effets indésirables en vaut la peine ! »

Points clés

- La chimio-radiothérapie est un traitement associant chimiothérapie et radiothérapie. Elle peut être administrée pour tenter de guérir le cancer du poumon.
- La chimiothérapie pour le cancer du poumon consiste souvent en un médicament à base de platine et un autre médicament. Elle est administrée par perfusion lente dans une veine.
- Souvent, la chimiothérapie et la radiothérapie sont administrées en même temps.
- Le durvalumab ou l'osimertinib peuvent être administrés après une chimio-radiothérapie pour améliorer les chances de guérison.
- Informez votre équipe soignante de tout nouveau symptôme ou de toute aggravation de symptômes existants.

8

Soins de survie

Les soins de survie incluent le rétablissement suite à un cancer et la promotion de la santé. Ce chapitre passe en revue quelques éléments clés des soins de survie.

Examens de dépistage du cancer

Bien que le cancer du poumon non à petites cellules (CPNPC) puisse parfois être éliminé, il est très important de surveiller les signes de réapparition du cancer. La réapparition d'un cancer s'appelle une récidive. Il est également important de faire des contrôles pour d'autres types de cancer.

Surveillance

Les soins de survie devraient inclure un calendrier d'examens afin de surveiller une éventuelle récidive. Le dépistage régulier d'une récidive de cancer s'appelle la surveillance. La surveillance commence lorsqu'il n'y a aucun signe de cancer après le traitement.

La détection précoce d'une récidive permettra la mise en place rapide d'un traitement. Reportez-vous au **Guide 13** pour voir un calendrier des examens.

Guide 13
Surveillance après un traitement du CPNPC

Cancers de stade 1 ou de stade 2 qui n'ont pas été traités par radiothérapie	Tous les 6 mois pendant 2 à 3 ans, consultez votre équipe soignante pour : • Antécédents médicaux • Examen clinique • TDM du thorax avec ou sans produit de contraste Si les résultats des examens sont normaux, vérifiez à nouveau chaque année : • Antécédents médicaux • Examen clinique • TDM à faible dose du thorax
Cancers de stade 1 ou de stade 2 qui ont été traités par radiothérapie **Tous les cancers de stade 3**	Tous les 3 à 6 mois pendant 3 ans, consultez votre équipe soignante pour : • Antécédents médicaux • Examen clinique • TDM du thorax avec ou sans produit de contraste Si les résultats des examens sont normaux, vérifiez à nouveau tous les 6 mois pendant 2 ans : • Antécédents médicaux • Examen clinique • TDM du thorax avec ou sans produit de contraste Si les résultats des examens restent normaux, vérifiez à nouveau chaque année : • Antécédents médicaux • Examen clinique • TDM à faible dose du thorax

Vous pourriez présenter un risque de développer un deuxième cancer du poumon. Quiconque a été traité et est guéri d'un cancer du poumon présente le risque d'en contracter un nouveau.

Votre risque augmente avec l'âge. Si vous fumez, votre risque de contracter un autre cancer augmente avec la durée de votre tabagisme.

Dépistage du cancer

Un deuxième cancer est un effet tardif possible de certains traitements anticancéreux. Demandez à votre équipe soignante d'évaluer votre risque de contracter un autre cancer. Vous pouvez vous inscrire à un programme de dépistage si vous présentez un risque élevé de contracter certains cancers.

Le dépistage du cancer comprend des contrôles réguliers du cancer avant même que les symptômes du cancer apparaissent.

Il n'y a pas de programme de dépistage pour certains types de cancer. Il existe des programmes de dépistage pour les cancers suivants :

- Cancer de la prostate
- Cancers du sein et du col de l'utérus
- Cancer colorectal
- Cancer de la peau

Prise en charge des effets indésirables

Tous les traitements anticancéreux peuvent provoquer des problèmes de santé appelés effets indésirables. De nombreux effets du traitement disparaissent rapidement après la fin du traitement, par exemple, les nausées et les vomissements. Les effets à long terme commencent pendant le traitement et persistent après la fin du traitement. Plus rarement, les effets se manifestent longtemps après la fin du traitement. Ces effets s'appellent les effets tardifs.

Lors des visites médicales, votre équipe soignante évaluera les effets indésirables. Elle vous fournira un traitement pour les effets indésirables, si nécessaire. De plus amples informations sur les effets indésirables courants sont disponibles sur NCCN.org/patientguidelines et sur l'application NCCN Patient Guides for Cancer.

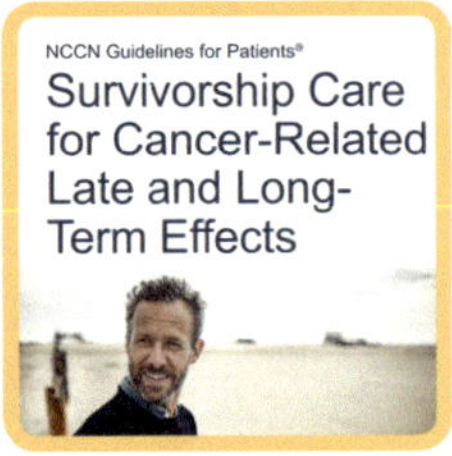

Prévention des maladies

Les soins de survie consistent également à prévenir les maladies. Ces soins peuvent inclure une vaccination contre la grippe, l'herpès, le zona et d'autres maladies. Un nettoyage dentaire et des examens dentaires réguliers peuvent également aider à prévenir les maladies. Demandez à votre équipe soignante de vous indiquer les soins de santé dont vous avez besoin.

Il est important d'adopter ou de conserver une bonne hygiène de vie. Une vie saine peut contribuer à améliorer votre santé et votre bien-être. Cela permet également d'aider à prévenir la récidive du cancer. Collaborez avec votre équipe soignante pour définir des objectifs et établir un plan pour une vie saine.

Les objectifs habituels pour un mode de vie sain sont les suivants :

- Consulter régulièrement un médecin généraliste
- Maintenir une activité physique régulière
- Manger des aliments sains et limiter la consommation d'alcool
- Atteindre et maintenir un poids corporel sain
- Ne pas fumer
- Éviter les infections et se faire vacciner en toute sécurité

Pour de plus amples informations sur la prévention des problèmes de santé, rendez-vous sur NCCN.org/patientguidelines et sur l'application NCCN Patient Guides for Cancer.

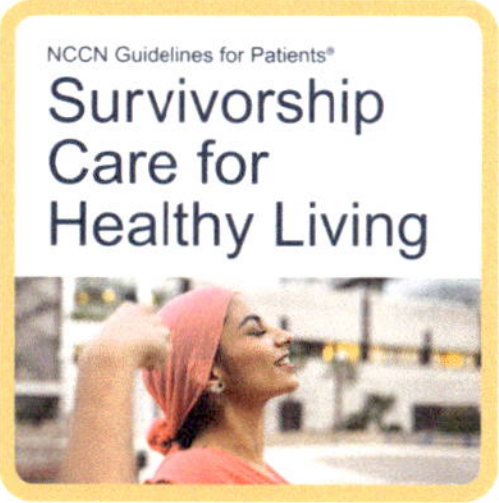

Points clés

- Votre équipe soignante surveillera la récidive du cancer du poumon. Une détection précoce permet un traitement rapide. Vous serez également examiné(e) pour dépister d'autres cancers, y compris un deuxième cancer du poumon.
- Si vous présentez un risque élevé de contracter certains cancers, vous pouvez vous inscrire à un programme de dépistage.
- Certains effets indésirables du traitement sont durables ou peuvent apparaître des années plus tard. Lors des visites de suivi, votre équipe soignante évaluera les effets indésirables. Informez votre équipe soignante de tout nouveau symptôme ou de toute aggravation de symptômes existants. Des moyens d'éviter ou de traiter certains effets indésirables peuvent être disponibles.
- La prévention des maladies fait partie des soins de suivi. Ces soins peuvent inclure une vaccination et le nettoyage dentaire.
- Une vie saine peut contribuer à améliorer votre santé et à prévenir les maladies.

9
Le choix des traitements

Il est primordial que vous soyez à l'aise avec le traitement choisi. Cette décision implique une conversation franche et honnête avec votre équipe soignante.

Le choix vous appartient

Dans le cadre d'une prise de décision conjointe, vous échangez des informations avec votre équipe soignante, vous discutez des options et vous convenez d'un plan de traitement. Cela commence par une conversation franche et honnête avec votre équipe soignante.

Les décisions relatives au traitement sont très personnelles. Ce qui est important pour vous ne l'est pas nécessairement pour quelqu'un d'autre. Certains éléments peuvent être déterminants lors de votre prise de décision :

- ce que vous voulez et en quoi cela peut différer de ce que veulent les autres ;
- vos croyances religieuses et spirituelles ;
- vos sentiments à l'égard de certains traitements ;
- vos sentiments concernant la douleur ou les effets indésirables ;
- le coût du traitement, les trajets pour se rendre dans les centres de traitement et l'absentéisme au travail ou dans les études ;
- la qualité et la durée de vie ;
- votre degré d'activité et les activités qui sont importantes pour vous.

Réfléchissez à ce que vous attendez du traitement. Discutez ouvertement des risques et des avantages de certains traitements et interventions. Évaluez les options et partagez vos inquiétudes avec votre équipe soignante.

Si vous prenez le temps d'établir une relation de confiance avec votre équipe soignante, vous vous sentirez soutenu(e) au moment d'examiner les options et de choisir le traitement.

Deuxième avis

Il est normal de vouloir commencer le traitement le plus tôt possible. Même si le cancer ne peut être ignoré, vous pouvez demander à un autre médecin d'examiner les résultats de vos examens et de vous proposer un plan de traitement. Il s'agit d'obtenir un deuxième avis, et c'est une démarche normale dans la prise en charge du cancer. Même les médecins demandent un deuxième avis !

Comment vous préparer au mieux ?

- Vérifiez les règles de votre mutuelle en matière de deuxième avis. Il se peut que vous deviez prendre à votre charge les consultations des médecins qui ne font pas partie de votre régime d'assurance.
- Faites en sorte que des copies de tous vos dossiers soient envoyées au médecin que vous consulterez pour un deuxième avis.

Groupes de soutien

De nombreuses personnes ayant reçu un diagnostic de cancer trouvent que les groupes de soutien sont utiles. Dans les groupes de soutien, on rencontre souvent des personnes à différents stades du traitement. Certaines personnes viennent d'être diagnostiquées, d'autres ont terminé leur traitement. Si votre hôpital ou votre communauté ne propose pas de groupes de soutien pour les personnes atteintes d'un cancer, consultez les sites Internet indiqués dans cet ouvrage.

Questions à poser

Vous trouverez dans les pages qui suivent une liste de questions à poser à votre équipe soignante. N'hésitez pas à utiliser ces questions ou à formuler les vôtres.

Questions sur les tests de dépistage du cancer

1. Quels sont les examens et analyses que je dois passer ?
2. Une quantité suffisante de tissus de biopsie sera-t-elle prélevée pour des examens ultérieurs ? Où mes tissus seront-ils conservés et pendant combien de temps ?
3. Ces analyses présentent-elles des risques ?
4. Dois-je faire quelque chose pour me préparer ?
5. Dois-je venir accompagné(e) aux rendez-vous ?
6. Où dois-je me rendre pour réaliser ces examens et combien de temps cela prendra-t-il ?
7. Si l'un de ces examens est douloureux, que ferez-vous pour me soulager ?
8. Dans combien de temps connaîtrai-je les résultats et qui me les expliquera ?
9. Puis-je avoir une copie du compte-rendu de pathologie et des autres résultats ?
10. Existe-t-il un portail en ligne réunissant mes résultats ?

Questions sur les traitements possibles

1. Quelles sont mes options thérapeutiques ?
2. Que se passera-t-il si je ne fais rien ?
3. Suggérez-vous d'autres options que celles recommandées par le NCCN ? Si oui, pourquoi ?
4. Comment mon âge, mon sexe, mon état de santé général et d'autres facteurs influencent-ils mes options ?
5. Que se passera-t-il si j'allaite, si je suis enceinte ou si je prévois de l'être ?
6. Y a-t-il un traitement qui permet d'éliminer ou de maîtriser le cancer à long terme ?
7. Comment obtenir un deuxième avis ?
8. Combien de temps ai-je pour décider du traitement ; y a-t-il un travailleur social ou quelqu'un qui pourrait m'aider à prendre une décision ?

Questions sur les ressources et le soutien

1. À qui puis-je m'adresser pour obtenir de l'aide en matière de logement, de nourriture et d'autres besoins fondamentaux ?
2. Quelles sont les aides disponibles en matière de transport, de garde d'enfants et d'aide à domicile ?
3. Qui peut me renseigner sur les possibilités d'assurance maladie qui s'offrent à moi et m'aider à demander une mutuelle ?
4. Combien devrai-je débourser pour ce traitement ? Quelle est la part prise en charge par mon assurance pour les médicaments et d'autres traitements ?
5. Qui peut m'aider à gérer ma situation professionnelle ou scolaire ?
6. Comment puis-je entrer en contact avec d'autres personnes et mettre en place un système de soutien ?
7. Comment puis-je obtenir de l'aide pour arrêter de fumer ?
8. À qui puis-je m'adresser si je ne me sens pas en sécurité chez moi, au travail ou dans mon quartier ?

Questions sur ce à quoi s'attendre

1. Ai-je le choix de la date de début du traitement ?
2. À quelle fréquence devrai-je me rendre à la clinique pour mon cancer ? Quelle sera la durée du traitement ?
3. Mes soins nécessiteront-ils des modalités particulières comme un logement ou un régime alimentaire spécifique ?
4. Qu'est-ce qui pourrait m'empêcher de recevoir les soins dont j'ai besoin ?
5. Comment savoir si ce que je ressens est normal ou si j'ai besoin d'aide ?
6. À qui dois-je m'adresser pour poser des questions ou faire part de mes inquiétudes si le cabinet est fermé ?
7. Comment saurez-vous que le traitement est efficace ?
8. Quels sont les risques d'aggravation ou de récidive du cancer ?
9. Quels sont les soins de suivi nécessaires après le traitement ?

Questions sur les effets indésirables

1. Quels sont les complications et les effets indésirables possibles du traitement ?
2. Le cancer lui-même provoque-t-il des effets indésirables ?
3. Quels sont les effets indésirables les plus fréquents et combien de temps durent-ils en général ?
4. Quels sont les effets indésirables graves ou potentiellement mortels ?
5. Existe-t-il des effets indésirables permanents ou à long terme ?
6. Quels symptômes dois-je signaler immédiatement et qui dois-je contacter ?
7. Que puis-je faire pour prévenir ou soulager les effets indésirables de ce traitement ?
8. Certains médicaments aggravent-ils les effets indésirables ?
9. Certains effets indésirables s'atténuent-ils ou s'aggravent-ils avec le temps ?
10. Comptez-vous arrêter le traitement ou le modifier en cas d'effets indésirables graves ?

Questions sur les essais cliniques

1. Me recommandez-vous d'envisager un essai clinique pour le traitement ?
2. Comment puis-je trouver des essais cliniques auxquels je peux participer ?
3. Quels sont les traitements utilisés dans l'essai clinique ?
4. Le traitement a-t-il été utilisé pour d'autres types de cancer ?
5. Quels sont les risques et les avantages de ce traitement ?
6. Quels sont les effets indésirables auxquels je dois m'attendre et comment seront-ils pris en charge ?
7. Pendant combien de temps vais-je participer à cet essai clinique ?
8. Pourrai-je recevoir un autre traitement si celui-ci ne fonctionne pas ?
9. Comment saurez-vous que le traitement est efficace ?
10. L'essai clinique me coûtera-t-il quelque chose ?

Ressources

American Lung Association
lung.org/lung-health-diseases/lung-disease-lookup/lung-cancer

Bag It Cancer
bagitcancer.org

CancerCare
Cancercare.org

Cancer Hope Network
cancerhopenetwork.org

Caring Ambassadors Program, Inc.
LungCancerCAP.org

Free Me from Lung Cancer
freemefromlungcancer.org

Go2 Foundation for Lung Cancer
go2foundation.org

Imerman Angels
Imermanangels.org

LiveLung (Dusty Joy Foundation)
dustyjoy.org

Lung Cancer Action Network (LungCAN)
lungcan.org

Lung Cancer Research Foundation
lungcancerresearchfoundation.org

LUNGevity
lungevity.org

National Coalition for Cancer Survivorship
canceradvocacy.org

Triage Cancer
triagecancer.org

Mots clés

adénocarcinome
Cancer des cellules qui tapissent les organes et produisent les fluides ou les hormones.

alvéoles
Les minuscules sacs présents dans les poumons dans lesquels les gaz sont transférés dans et hors du sang.

antécédents médicaux
Compte-rendu de tous les événements liés à votre santé et des médicaments que vous avez pris.

aspiration transthoracique à l'aiguille (TTNA)
Intervention qui permet de prélever des échantillons tissulaires avec une aiguille fine guidée à travers les côtes.

biopsie
Intervention visant à prélever des échantillons de tissus ou de liquides pour les soumettre à des tests de dépistage de maladies.

bronche
L'une des deux voies respiratoires principales qui s'étend dans les poumons.

bronchioles
Petites voies respiratoires présentes dans les poumons.

bronchopneumopathie chronique obstructive (BPCO)
Lésions pulmonaires ou présence excessive de mucus qui rendent la respiration difficile.

bronchoscope
Dispositif guidé dans la gorge pour examiner l'intérieur des voies respiratoires.

bronchoscopie
Intervention qui permet d'examiner l'intérieur des voies respiratoires avec un dispositif guidé dans la gorge.

bronchoscopie de navigation
Une procédure qui permet d'intervenir dans les plus petites voies respiratoires avec un dispositif guidé dans la trachée.

bronchoscopie par échographie endobronchique radiale (EBUS)
Une procédure qui permet d'intervenir à l'intérieur du poumon avec un dispositif d'imagerie guidé dans la trachée.

cancer bronchique à petites cellules
Un cancer des petites cellules pulmonaires.

cancer du poumon non à petites cellules (CPNPC)
Cancer qui se forme dans des cellules pulmonaires qui ne sont pas petites.

carcinome
Cancer des cellules qui tapissent les surfaces internes ou externes de l'organisme.

carcinome à cellules squameuses
Un type de cancer des cellules minces et plates qui tapissent la surface des organes.

carcinome pulmonaire à grandes cellules
Un cancer des cellules pulmonaires auquel il manque des caractéristiques pour le classer comme un autre type de cancer du poumon.

certifié
Un statut pour les médecins qui ont terminé leur formation et réussi des examens dans un domaine spécialisé de la médecine.

chimio-immunothérapie
Traitement combinant chimiothérapie et immunothérapie.

chimio-radiothérapie
Un traitement anticancéreux contenant des médicaments tueurs de cellules et des rayons de haute énergie.

chimiothérapie
Traitement par des médicaments anticancéreux qui tuent les cellules à croissance rapide.

chirurgie
Une opération visant à retirer ou à réparer une partie du corps.

chirurgien thoracique
Un médecin spécialisé dans les interventions chirurgicales sur les organes présents à l'intérieur du thorax.

chirurgie thoracoscopique assistée par robot (RATS, robot-assisted thoracoscopic surgery)
Une technique qui permet de pratiquer une chirurgie appelée thoracoscopie.

chirurgie thoracoscopique assistée par vidéo (VATS, video-assisted thoracoscopic surgery)
Une technique qui permet de pratiquer une chirurgie appelée thoracoscopie.

dépistage du cancer
Dépistage régulier du cancer chez les personnes ne présentant aucun symptôme.

diagnostic
Identification d'une maladie d'après des examens.

diffusion de gaz
Examen qui utilise un gaz inoffensif pour mesurer la quantité d'air expiré.

échographie
Examen qui utilise des ondes sonores pour prendre des clichés de l'intérieur du corps.

échographie endobronchique (EBUS)
Intervention qui consiste à prendre des photos détaillées de l'intérieur du corps à l'aide d'un dispositif guidé dans la trachée.

échographie endoscopique (EUS)
Intervention qui consiste à prendre des photos détaillées de l'intérieur du corps à l'aide d'un dispositif guidé dans la gorge.

effet indésirable
Réponse physique ou émotionnelle anormale ou désagréable à un traitement.

essai clinique
Type de recherche qui évalue l'efficacité des examens de santé ou des traitements chez les personnes.

examen clinique
Examen du corps réalisé par un spécialiste de la santé afin de déceler des signes de maladies.

exploration fonctionnelle respiratoire
Une série d'examens respiratoires pour tester la résistance des poumons.

facteur de risque
Tout ce qui augmente les risques qu'un événement se produise.

FDA
Food and Drug Administration

FDG
Fluorodésoxyglucose

ganglion lymphatique
Petite structure en forme de haricot qui combat les maladies.

hémogramme complet (HC)
Analyse biologique qui mesure les éléments du sang.

imagerie par résonance magnétique (IRM)
Examen qui utilise des ondes radio et des aimants puissants pour prendre des clichés de l'intérieur du corps.

immunothérapie
Traitement médicamenteux qui aide le système immunitaire de l'organisme à trouver et à détruire les cellules cancéreuses.

invasion
Le développement du cancer depuis l'endroit où il est apparu dans un autre type de tissu.

lobe
Une division clairement visible dans un organe.

lobectomie
Une opération qui permet de retirer un lobe entier d'un organe.

lobectomie en manchon
Une opération qui permet de retirer un lobe entier et une partie des bronches.

marge chirurgicale
Les tissus d'apparence normale présents autour d'une tumeur qui a été retirée lors d'une opération.

médiastin
Zone du thorax située entre les poumons.

médiastinoscopie
Une procédure qui permet d'intervenir dans le thorax avec un dispositif passé à travers une petite incision faite dans la peau.

métastase
Propagation du cancer de la première tumeur vers une autre partie du corps.

NCCN
National Comprehensive Cancer Network

nodule
Une petite masse de tissu.

nodule non solide
Petite masse de tissu de faible densité.

nodule partiellement solide
Petite masse de tissu avec des zones de faible et haute densité.

nodule solide
Une petite masse de tissu de haute densité.

œsophage
Organe en forme de tube situé entre la bouche et l'estomac.

paroi thoracique
Couche de muscle, d'os et de graisse qui protège les organes vitaux.

pathologiste
Médecin spécialisé dans l'analyse des cellules pour dépister des maladies.

pléthysmographie corporelle
Examen qui permet de mesurer la quantité d'air dans vos poumons après l'inspiration ou l'expiration.

pneumologue
Médecin spécialisé dans les maladies pulmonaires.

pneumonectomie
Opération qui permet de retirer un poumon entier.

profil biochimique
Des analyses biologiques de 8 produits chimiques dans un échantillon de sang. Également appelé bilan métabolique.

produit de contraste
Substance introduite dans votre corps pour rendre les images plus précises lors des examens d'imagerie.

pronostic
Évolution et issue probables d'une maladie d'après des examens.

protonthérapie
Radiothérapie qui utilise des protons pour traiter une maladie. Également appelée hadronthérapie.

radiologue thoracique
Médecin spécialisé dans l'interprétation des examens d'imagerie du thorax.

radio-oncologue
Un spécialiste du traitement du cancer par radiothérapie.

radiothérapie
Un traitement qui utilise une énergie intense pour tuer les cellules cancéreuses.

radiothérapie ablative stéréotaxique (SABR)
Traitement par irradiation à haute dose en une ou plusieurs séances. Également appelée SBRT.

radiothérapie conformationnelle avec modulation d'intensité (RCMI)
Traitement par rayonnement qui utilise de petits faisceaux de différentes intensités.

radiothérapie conformationnelle tridimensionnelle (RCT 3D)
Traitement par rayonnement qui utilise des faisceaux adaptés à la forme de la tumeur.

radiothérapie externe (RTE)
Radiothérapie administrée par un appareil à l'extérieur du corps.

RCT 3D
Radiothérapie conformationnelle tridimensionnelle

résection en coin
Une opération qui permet de retirer une petite partie d'un lobe.

ROSE
Évaluation rapide sur site

segmentectomie
Une opération qui permet de retirer une grande partie d'un lobe.

soins de soutien
Soins contre le cancer qui incluent le soulagement des symptômes, mais pas le traitement du cancer. Parfois également appelés soins palliatifs.

soins de survie
Interventions visant à améliorer la santé et le bien-être des personnes atteintes d'un cancer, actuellement ou antérieurement.

spirométrie
Examen qui utilise un tube pour mesurer la vitesse à laquelle vous respirez.

stade clinique
Évaluation de l'étendue du cancer avant le début du traitement.

stade du cancer
Évaluation des perspectives d'un cancer en fonction de sa croissance et de sa propagation.

stade pathologique
Évaluation de l'étendue du cancer basée sur des examens réalisés après le traitement.

système respiratoire
Ensemble des organes qui assurent les transferts gazeux vers l'intérieur et vers l'extérieur de l'organisme.

thoracoscopie
Une procédure qui permet d'intervenir dans le thorax avec un dispositif passé à travers une petite incision faite dans la peau.

tomodensitométrie à faible dose (TDMFD)
Examen qui utilise des rayonnements de faible intensité pour obtenir des images de l'intérieur du corps.

tomodensitométrie en quatre dimensions (TDM 4D)
Examen qui permet de réaliser une vidéo de l'intérieur de votre corps.

tomodensitométrie (TDM)
Examen qui utilise des rayons X sous plusieurs angles pour obtenir une image de l'intérieur du corps. On parle également de scanner.

tomographie par émission de positons (TEP)
Examen qui utilise un matériau radioactif pour voir la forme et le fonctionnement de parties du corps.

tomographie par émission de positons/ tomodensitométrie (TEP/TDM)
Examen qui utilise deux méthodes d'acquisition d'images pour observer la forme et le fonctionnement des tissus.

traitement adjuvant
Traitement administré après le traitement principal pour prévenir la récidive du cancer.

traitement ciblé
Traitement médicamenteux qui empêche le processus de croissance spécifique des cellules cancéreuses.

traitement néoadjuvant
Traitement contre le cancer administré avant le traitement principal.

tumeur de l'apex pulmonaire
Masse de cellules cancéreuses qui apparaît au sommet du poumon et se développe facilement dans la paroi thoracique.

tumeur primaire
La masse principale d'un certain type de cellule cancéreuse.

Contributeurs du NCCN

Ce guide à destination des patients est basé sur les NCCN Clinical Practice Guidelines in Oncology (NCCN Guidelines®) pour le cancer du poumon non à petites cellules, version 7.2024. Il a été adapté, révisé et publié avec l'aide des personnes suivantes :

Dorothy A. Shead, MS
Senior Director
Patient Information Operations

Laura J. Hanisch, PsyD
Patient Information Program Manager

Tim Rinehart
Medical Writer

Laura Phillips
Graphic Artist

Les NCCN Clinical Practice Guidelines in Oncology (NCCN Guidelines®) pour le cancer du poumon non à petites cellules, version 7.2024, ont été élaborées par les membres du groupe d'experts du NCCN suivants :

Gregory J. Riely, MD, PhD/Président
Memorial Sloan Kettering Cancer Center

Douglas E. Wood, MD/Vice-président
Fred Hutchinson Cancer Center

Dara L. Aisner, MD, PhD
University of Colorado Cancer Center

Wallace Akerley, MD
Huntsman Cancer Institute at the University of Utah

Jessica R. Bauman, MD
Fox Chase Cancer Center

*Ankit Bharat, MD
Robert H. Lurie Comprehensive Cancer Center of Northwestern University

Debora S. Bruno, MD, MS
Case Comprehensive Cancer Center/University Hospitals Seidman Cancer Center and Cleveland Clinic Taussig Cancer Institute

Joe Y. Chang, MD, PhD
The University of Texas MD Anderson Cancer Center

Lucian R. Chirieac, MD
Dana-Farber/Brigham and Women's Cancer Center

Malcolm DeCamp, MD
University of Wisconsin Carbone Cancer Center

Aakash P. Desai, MD
O'Neal Comprehensive Cancer Center at UAB

Thomas J. Dilling, MD, MS
Moffitt Cancer Center

Jonathan Dowell, MD
UT Southwestern Simmons Comprehensive Cancer Center

Gregory A. Durm, MD
Indiana University Melvin and Bren Simon Comprehensive Cancer Center

Scott Gettinger, MD
Yale Cancer Center/Smilow Cancer Hospital

Travis E. Grotz, MD
Mayo Clinic Comprehensive Cancer Center

Matthew A. Gubens, MD, MS
UCSF Helen Diller Family Comprehensive Cancer Center

Aditya Juloori, MD
The UChicago Medicine Comprehensive Cancer Center

Rudy P. Lackner, MD
Fred & Pamela Buffett Cancer Center

Michael Lanuti, MD
Mass General Cancer Center

Jules Lin, MD
University of Michigan Rogel Cancer Center

Billy W. Loo, Jr., MD, PhD
Stanford Cancer Institute

Christine M. Lovly, MD, PhD
Vanderbilt-Ingram Cancer Center

Fabien Maldonado, MD
Vanderbilt-Ingram Cancer Center

Erminia Massarelli, MD, PhD, MS
City of Hope National Medical Center

Daniel Morgensztern, MD
Siteman Cancer Center at Barnes-Jewish Hospital and Washington University School of Medicine

Trey C. Mullikin, MD
Duke Cancer Institute

Thomas Ng, MD
The University of Tennessee Health Science Center

*Dawn Owen, MD, PhD
Mayo Clinic Comprehensive Cancer Center

Dwight H. Owen, MD, MSc
The Ohio State University Comprehensive Cancer Center - James Cancer Hospital and Solove Research Institute

Sandip P. Patel, MD
UC San Diego Moores Cancer Center

Tejas Patil, MD
University of Colorado Cancer Center

Patricio M. Polanco, MD
UT Southwestern Simmons Comprehensive Cancer Center

Jonathan Riess, MD
UC Davis Comprehensive Cancer Center

*Theresa A. Shapiro, MD, PhD
Johns Hopkins Kimmel Cancer Center

Aditi P. Singh, MD
Abramson Cancer Center at the University of Pennsylvania

James Stevenson, MD
Case Comprehensive Cancer Center/University Hospitals Seidman Cancer Center and Cleveland Clinic Taussig Cancer Institute

Alda Tam, MD
The University of Texas MD Anderson Cancer Center

Tawee Tanvetyanon, MD, MPH
Moffitt Cancer Center

Jane Yanagawa, MD
UCLA Jonsson Comprehensive Cancer Center

Stephen C. Yang, MD
Johns Hopkins Kimmel Cancer Center

Edwin Yau, MD, PhD
Roswell Park Comprehensive Cancer Center

NCCN

Kristina Gregory, RN, MSN, OCN
Senior Vice President, Clinical Information Programs

Lisa Hang, PhD
Oncology Scientist/Senior Medical Writer

* A révisé ce guide à destination des patients. Pour les déclarations d'intérêt, rendez-vous sur NCCN.org/disclosures.

Centres de lutte contre le cancer du NCCN

Abramson Cancer Center at the University of Pennsylvania
Philadelphie, Pennsylvanie
+1 800.789.7366 • pennmedicine.org/cancer

Case Comprehensive Cancer Center/
University Hospitals Seidman Cancer Center and
Cleveland Clinic Taussig Cancer Institute
Cleveland, Ohio
UH Seidman Cancer Center
+1 800.641.2422 • uhhospitals.org/services/cancer-services
CC Taussig Cancer Institute
+1 866.223.8100 • my.clevelandclinic.org/departments/cancer
Case CCC
+1 216.844.8797 • case.edu/cancer

City of Hope National Medical Center
Duarte, Californie
+1 800.826.4673 • cityofhope.org

Dana-Farber/Brigham and Women's Cancer Center | Mass General Cancer Center
Boston, Massachusetts
+1 877.442.3324 • youhaveus.org
+1 617.726.5130 - massgeneral.org/cancer-center

Duke Cancer Institute
Durham, Caroline du Nord
+1 888.275.3853 • dukecancerinstitute.org

Fox Chase Cancer Center
Philadelphie, Pennsylvanie
+1 888.369.2427 • foxchase.org

Fred & Pamela Buffett Cancer Center
Omaha, Nebraska
+1 402.559.5600 • unmc.edu/cancercenter

Fred Hutchinson Cancer Center
Seattle, Washington
+1 206.667.5000 • fredhutch.org

Huntsman Cancer Institute at the University of Utah
Salt Lake City, Utah
+1 800.824.2073 • healthcare.utah.edu/huntsmancancerinstitute

Indiana University Melvin and Bren Simon
Comprehensive Cancer Center
Indianapolis, Indiana
+1 888.600.4822 • www.cancer.iu.edu

Johns Hopkins Kimmel Cancer Center
Baltimore, Maryland
+1 410.955.8964
www.hopkinskimmelcancercenter.org

Mayo Clinic Comprehensive Cancer Center
Phoenix/Scottsdale, Arizona
Jacksonville, Floride
Rochester, Minnesota
+1 480.301.8000 • Arizona
+1 904.953.0853 • Floride
+1 507.538.3270 • Minnesota
mayoclinic.org/cancercenter

Memorial Sloan Kettering Cancer Center
New York, New York
+1 800.525.2225 • mskcc.org

Moffitt Cancer Center
Tampa, Floride
+1 888.663.3488 • moffitt.org

O'Neal Comprehensive Cancer Center at UAB
Birmingham, Alabama
+1 800.822.0933 • uab.edu/onealcancercenter

Robert H. Lurie Comprehensive Cancer Center
of Northwestern University
Chicago, Illinois
+1 866.587.4322 • cancer.northwestern.edu

Roswell Park Comprehensive Cancer Center
Buffalo, New York
+1 877.275.7724 • roswellpark.org

Siteman Cancer Center at Barnes-Jewish Hospital
and Washington University School of Medicine
St. Louis, Missouri
+1 800.600.3606 • siteman.wustl.edu

St. Jude Children's Research Hospital/
The University of Tennessee Health Science Center
Memphis, Tennessee
+1 866.278.5833 • stjude.org
+1 901.448.5500 • uthsc.edu

Stanford Cancer Institute
Stanford, Californie
+1 877.668.7535 • cancer.stanford.edu

The Ohio State University Comprehensive Cancer Center -
James Cancer Hospital and Solove Research Institute
Columbus, Ohio
+1 800.293.5066 • cancer.osu.edu

The UChicago Medicine Comprehensive Cancer Center
Chicago, Illinois
+1 773.702.1000 - uchicagomedicine.org/cancer

The University of Texas MD Anderson Cancer Center
Houston, Texas
+1 844.269.5922 • mdanderson.org

UC Davis Comprehensive Cancer Center
Sacramento, Californie
+1 916.734.5959 • +1 800.770.9261
health.ucdavis.edu/cancer

UC San Diego Moores Cancer Center
La Jolla, Californie
+1 858.822.6100 • cancer.ucsd.edu

UCLA Jonsson Comprehensive Cancer Center
Los Angeles, Californie
+1 310.825.5268 • uclahealth.org/cancer

UCSF Helen Diller Family
Comprehensive Cancer Center
San Francisco, Californie
+1 800.689.8273 • cancer.ucsf.edu

University of Colorado Cancer Center
Aurora, Colorado
+1 720.848.0300 • coloradocancercenter.org

University of Michigan Rogel Cancer Center
Ann Arbor, Michigan
+1 800.865.1125 • *rogelcancercenter.org*

University of Wisconsin Carbone Cancer Center
Madison, Wisconsin
+1 608.265.1700 • *uwhealth.org/cancer*

UT Southwestern Simmons
Comprehensive Cancer Center
Dallas, Texas
+1 214.648.3111 • *utsouthwestern.edu/simmons*

Vanderbilt-Ingram Cancer Center
Nashville, Tennessee
+1 877.936.8422 • *vicc.org*

Yale Cancer Center/Smilow Cancer Hospital
New Haven, Connecticut
+1 855.4.SMILOW • *yalecancercenter.org*

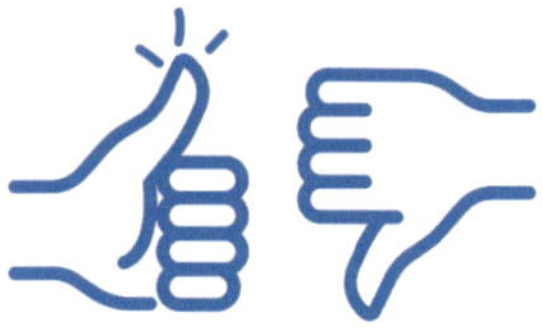

Donnez-nous votre avis !

Veuillez prendre un moment pour répondre à une enquête en ligne sur les NCCN Guidelines for Patients.

NCCN.org/patients/response

Notes

Index

Made in the USA
Monee, IL
05 November 2026

67383547R00048